Beiträge zur Psychopathologie Band 1

Beiträge zur Psychopathologie Band 1

Rainer Luthe

Verantwortlichkeit, Persönlichkeit und Erleben

Eine psychiatrische Untersuchung

Mit einem Nachwort von H. Witter

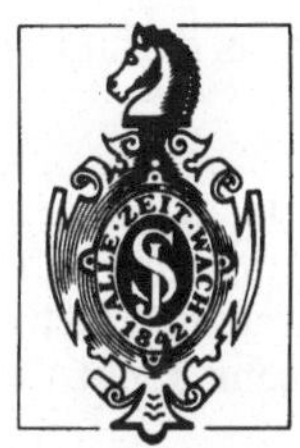

Springer-Verlag Berlin Heidelberg New York 1981

Prof. Dr. R. Luthe
Institut für Gerichtliche Psychologie
und Psychiatrie
Universität des Saarlandes
6650 Homburg/Saar

ISBN-13:978-3-540-11039-2   e-ISBN-13:978-3-642-68263-6
DOI: 10.1007/978-3-642-68263-6

CIP-Kurztitelaufnahme der Deutschen Bibliothek
Luthe, Rainer: Verantwortlichkeit, Persönlichkeit und Erleben: e. psychiatr. Unters./Rainer Luthe.
Mit e. Nachw. von H. Witter. – Berlin; Heidelberg; New York: Springer, 1981. –
(Beiträge zur Psychopathologie; Bd. 1)
ISBN-13:978-3-540-11039-2
NE: GT

2119/3140-543210

„Nur oberflächliche Menschen
urteilen nicht nach dem
äußeren Erscheinungsbild.
Das Geheimnis der Welt
ist das Sichtbare
und nicht das Unsichtbare.“

O. Wilde

Inhaltsverzeichnis

Vorbemerkung

Im Titel dieses Buches ist von Persönlichkeit und Erleben die Rede. Es geht um Begriffe, die sich von selbst zu verstehen scheinen, ebenso wie der Begriff der Verantwortlichkeit und der Begriff der Normalität. Der Schein trügt. Der Psychiater, der von den Gerichten herangezogen wird, um als Sachverständiger zu diesen Begriffen Stellung zu nehmen, erfährt bald, daß hier in Wirklichkeit eine große Begriffsverwirrung herrscht. Als ob es eine stillschweigende Vereinbarung gäbe, wird darüber wenig gesprochen. Dies ist ganz erstaunlich, da die Gerichte sehr oft psychiatrische Sachverständige heranziehen. Noch erstaunlicher ist, daß diese Unklarheit in den begrifflichen Anfangsgründen keine Folgen hat, die den einen oder andern beunruhigen. Deshalb soll hier versucht werden, Interesse für diesen Bereich der gesellschaftlichen Angelegenheiten zu wecken. Da die zukünftige Rechtsgestaltung wesentlich von der Auslegung dieser Begriffe mitbestimmt wird, hängt für alle sehr viel davon ab, welche Meinungen dazu sich durchsetzen werden. Die Frage, wer in welchem Sinne über diese Begriffe Einfluß auf das gesellschaftliche Leben nehmen wird, geht jeden etwas an. Dabei liegt es nahe, den Psychiater zuerst einmal zu fragen, ob es überhaupt brauchbare Definitionen von „Persönlichkeit" und „Erleben" gibt.

Um diese Begriffe unmißverständlich zu definieren, ist allerdings eine methodische Einstellung nötig, bei der konsequent zwischen *Form* und *Inhalt* psychologischer und psychopathologischer Gegebenheiten unterschieden wird. Wird diese Unterscheidung gemacht, dann entfällt die Unbestimmtheit der wechselseitigen Beziehungen zwischen den Begriffen Verantwortlichkeit, Persönlichkeit und Erleben in eben dem Maße, in dem die Begriffe Form und Inhalt selbst klar und bestimmt hervortreten.

Einführung

Die erste Aufgabe, die ein psychiatrischer Sachverständiger, der jemanden begutachten soll, regelmäßig hat, besteht in einer Aufklärung. Der zu Begutachtende ist kein „Patient", der kommt, um ärztliche Hilfe in Anspruch zu nehmen. Die braucht er zwar manchmal, von Anfang an muß ihm aber völlig klar sein, daß der Gutachter ihm diese Hilfe nicht geben kann. Das vertrauliche Verhältnis zwischen Arzt und Patient verträgt sich nicht mit dem offenen Verhältnis zwischen Gutachter mit ärztlichem Sachverstand und Proband. Der Gutachter unterliegt nicht nur nicht der Schweigepflicht, sondern er muß Dritte über das wesentliche Ergebnis seiner Untersuchung vollständig informieren. Auch der Sachverständige selbst darf sich hierüber keinen unklaren Vorstellungen hingeben. Ist er sich über seine Rolle im klaren, dann lassen sich für alle Beteiligten — nicht zuletzt für den zu Begutachtenden selbst — Schwierigkeiten vermeiden, die sonst zu einer erheblichen Belastung werden können. Der Gutachter vermeidet den Konflikt, sich in einer Person als Therapeut und — gewissermaßen — als „Kundschafter des Gegners" zu sehen. Daß ihm diese kriminalistische Rolle unterstellt wird, ist nämlich eine weitere Folge der Unklarheit über diejenigen Voraussetzungen seiner Tätigkeit, von denen ganz am Anfang auszugehen ist. Noch einmal: Der psychiatrische Gutachter ist weder Therapeut noch Ermittlungsorgan; er soll aus der Distanz seines Fachwissens eine bestimmte Frage so neutral und so sachlich wie möglich beantworten, das ist alles.

Die Aufgabe des psychiatrischen Sachverständigen im gerichtlichen Verfahren ist nicht auf die Beurteilung der Verantwortlichkeit eingeschränkt. Um Mißverständnissen vorzubeugen, sei ausdrücklich betont, daß die Verantwortlichkeitsbeurteilung nur den Schwerpunkt der gerichtlichen Tätigkeit des psychiatrischen Sachverständigen bildet. Unserem grundsätzlichen Anliegen entsprechend soll sie allerdings in dieser Schrift ausschließlich ins Auge gefaßt werden. Demnach geht es hier nicht um eine Abhandlung über das gesamte Gebiet der gerichtlichen Psychiatrie mit im übrigen allgemeindiagnostischen, therapeutischen und prognostischen Aufgaben; erstrebt wird nur eine auf die Verantwortlichkeitsbeurteilung eingeschränkte Darstellung mit ihren rechtlichen und psychiatrischen Voraussetzungen.

Möglicherweise wird es den Juristen stören, daß dabei elementare rechtsdogmatische Gesichtspunkte in einer ihm fremden Ausdrucksweise und stark vereinfacht von einem juristischen Laien berührt werden. Deshalb soll betont werden, daß der Verfasser keinen Beitrag zur Rechtsdogmatik beabsichtigt. Allerdings soll versucht werden, auch Nicht-Juristen, also auch dem gewöhnlichen psychiatrischen Sachverständigen, ein ihm normalerweise fremdes, zum Teil sogar befremdliches Wissensgebiet in bestimmten Aspekten etwas näher zu bringen, soweit dies ein juristischer Laie aufgrund seiner langjährigen Erfahrungen beim interdisziplinären Gedankenaustausch eben vermag. Andererseits wurde bei den medizinisch-psychologischen Gegenständen darauf geachtet, daß der Text auch für den juristischen Leser verständlich und übersichtlich bleibt. Das besondere Anliegen des Verfassers ist es, die juristischen Auftraggeber psychiatrischer Gutachten in die Lage zu versetzen, die Ausführungen der von ihnen beauftragten Sachverständigen kritisch zu würdigen. Das Vorhandensein von Juristen, die zu einer solchen kritischen Überprüfung in der Lage sind, würde eine Entwicklung erübrigen, die dahin führen könnte, daß Staatsanwälte und Verteidiger dem Gericht ihre eigenen Sachverständigen präsentieren und daß bei denen, die begutachtet werden, zunächst unangemessene Erwartungen und später Ressentiments geweckt werden. Es ist nicht schwer, abzusehen, daß eine solche Entwicklung die bestehenden Schwierigkeiten nur noch vergrößern würde.

1 Form und Inhalt im Strafrecht

In fast allen Kulturländern baut das derzeit gültige Rechtssystem auf dem Prinzip der individuellen Verantwortlichkeit auf. Das Postulat individueller Verantwortlichkeit verpflichtet diese Rechtssysteme dem Ideal der Freiheit des Individuums. Ohne eine wirkliche individuelle Entscheidungsmöglichkeit könnte – außerhalb totalitärer Zustände – niemand verantwortlich gemacht werden.

Die Selbstbestimmungsfähigkeit und damit auch die Schuldfähigkeit sind nach den formalen Bestimmungen des Rechts vom Lebensalter abhängig und davon, ob keine – besonders definierten – Auswirkungen bestimmter psychischer Anomalien *(Dreher 1977)* im Einzelfall eine Rolle gespielt haben. In den Augen des Gesetzgebers sind Willensfreiheit und Schuldfähigkeit das Normale. Das heißt aber nicht – im Umkehrschluß –, daß das Nicht-Normale, die psychische Anomalie, mit fehlender Willensfreiheit oder Schuldunfähigkeit gleichzusetzen wäre. Es gibt im Strafrecht daher auch keinen Grundsatz, nach dem psychische Abnormität als solche exkulpiert. Psychische Abnormität begründet lediglich Zweifel an der Verantwortlichkeit, und diese Zweifel müssen ausgeräumt werden, oder, wenn das nicht geht, dem Angeklagten zugute gehalten werden: in dubio pro reo!

Der Mensch, der momentan oder generell nicht normal ist, das ist ganz weit gefaßt der Gegenstand der Psychiatrie. Somit ergibt sich die Zuständigkeit des Psychiaters vor Gericht in dem Umfang, in dem ihm fachliche Erfahrungen über den Zusammenhang zwischen psychischer Abnormität und dem Verlust der Fähigkeit frei, d.h. bewußt zu wollen, als Voraussetzung der Schuldfähigkeit, der Geschäftsfähigkeit und der Deliktsfähigkeit zur Verfügung stehen. Nicht psychische Abnormität schlechthin, sondern der psychopathologisch zu ermittelnde Zusammenhang zwischen dem Verlust der inneren Freiheit und ganz bestimmten Abnormitäten interessiert ihn, welches auch immer die Definition des „Normalen" ist. Eine für unsere Zwecke brauchbare Definition des Normbegriffs ergibt sich allenfalls hinterher, wenn dieser Zusammenhang aufgedeckt ist. Wer trotzdem von dem Begriff der psychischen Norm in seiner Allgemeinheit ausgehen wollte, der müßte rasch bemerken, daß er sich in einem sehr engen Kreis bewegt. Die in der Praxis gebräuchliche Umschreibung der Schuld- oder Geschäftsfähigkeit als „normale Motivierbarkeit durch normale Motive" führt lediglich zu Zirkelschlüssen.

Was dieser Fragestellung an Erfahrbarem zugrundeliegt, muß sich erst aus der Untersuchung von Persönlichkeit und Erleben ergeben. Übrigens wird der „abgeleitete" Charakter des juristischen Normbegriffes bei seiner Anwendung auf Psychisches auch aus einem ganz anderen Blickwinkel heraus deutlich: Die moderne Kommunikationsforschung hat gezeigt, „daß jede Verhaltensnorm nur in ihrem zwischenmenschlichen Kontext verstanden werden kann und daß damit die Begriffe von Normalität und Abnormität ihren Sinn als Eigenschaften von Individuen verlieren" *(Watzlawick et al.*

1974). Der Sachverständige soll sich aber zur Verantwortungsfähigkeit einer bestimmten Person äußern. Ihn interessiert dabei nicht primär der zwischenmenschliche Kontext des Verhaltens, sondern die Frage der menschlichen Selbstbestimmbarkeit, und die ist nur dann als Eigenschaft von Individuen zu bestimmen, wenn geeignete Erkenntnismittel hierfür zur Verfügung stehen.

Es gibt eine psychiatrische „Schule", die behauptet, freie Selbstbestimmbarkeit könne auf dem Wege einer genügend vertieften Einzelfallanalyse nachgewiesen werden. Es ist nicht erforderlich, sich dieser Auffassung der „gnostisch" genannten Schule anzuschließen, um als Sachverständiger vor Gericht tätig sein zu können, denn ein solcher positiver Nachweis wird nirgends vom psychiatrischen Sachverständigen erwartet. Es wird lediglich erwartet, daß der Sachverständige mit dem Gesetzgeber davon ausgeht, daß die Selbstbestimmbarkeit — unabhängig von ihrem Nachweis — generell den Menschen auszeichnet und seine Seinsnorm ist. Die Feststellung, wann diese Norm im Einzelfall nicht erfüllt ist, ist ganz unabhängig von dem Problem des generellen oder individuellen Nachweises. Daher sind auch die Anhänger der „agnostischen" Schule der Psychiatrie von *Kurt Schneider,* welche die Möglichkeit eines positiven Nachweises der Selbstbestimmbarkeit vereinen, als Sachverständige gegenüber den „Gnostikern" keineswegs in einem prinzipiellen Nachteil.

Die Frage, welche Aussagen über die Selbstbestimmbarkeit des Menschen gemacht werden können, steht an zentraler Stelle. Wegen der großen Bedeutung, die dieses Problem ganz allgemein hat, ist es angebracht, darauf in einigen grundsätzlichen Bemerkungen einzugehen. Eine einfache logische Argumentation zeigt, daß bereits die Möglichkeit des positiven Nachweises der freien Selbstbestimmbarkeit ausgeschlossen ist. Positiv nachweisen, verifizieren, setzt Erkennen voraus, und Erkennen ist nur möglich, wenn das, was erkannt werden soll, wenn das Erkenntnis-Objekt — nach *Kimura (1963)* z.b. das „Objekt-Ich" — naturgesetzlich determiniert ist. Wären die objektiven Verhältnisse regellos und herrschte nur der Zufall auf der Objektseite mit völlig beliebigen, willkürlichen Ereignisfolgen, dann wäre Erkennen nicht möglich. Erkennen ist stets Erkennen der objektiven Gesetzmäßigkeit, des von den Verhältnissen ausgehenden Zwanges. Wäre das Ich nur Erkenntnis-Objekt, müßte es demnach unfrei sein, ist es mehr als das, nämlich auch Erkenntnis-Subjekt, kann es insoweit nicht erkannt werden. Deshalb ist die kausale Ordnung der Verhältnisse die objektive Regel des Erkennens. Das „Freie" kann uns folglich nur im Bereich des Erkenntnis-Subjekts gegeben sein, es muß sich daher jedem Nachweis von vornherein entziehen. *Sachsse (1967)* stellt in diesem Sinne fest, daß Freiheit das Nicht-Erkennbare ist. „Nur in dem Umfang, in dem das Dasein erkennbar ist, ist es nicht frei, und es ist frei in dem Umfange, in dem es nicht erkennbar ist. . . . Etwas, was frei ist, erkennen zu wollen, ist eine unlogische Forderung: Man verlangt dort Beziehungen, wo es aufgrund der Definition keine gibt. Daher heben alle Versuche, ein Gesetz der Freiheit zu bestimmen, das Wesen der Freiheit auf . . ."

Mit der Freiheit verhält es sich offenbar so wie mit dem Bewußtsein selbst. Man kann nicht hinter das Phänomen zurückgehen, um es als Ganzes ins Auge zu fassen. Die menschliche Freiheit liegt in der Bipolarität des Bewußtseins begründet, in diesem niemals gänzlich zu objektivierenden Aspekt einer aktiv-passiven, subjektiv-objektiven Spaltung, und sie bleibt damit an das Bewußtsein gebunden. Der große Neurophysiologe *Sherrington (1964)* hat gegen die Hypothese der Willensfreiheit eingewandt, „Die Menschen denken, sie sind frei, weil sie sich ihrer Willensentschlüsse und ihrer Wünsche bewußt sind, wobei sie die Ursachen vergessen, die sie befähigen, zu wünschen und zu wollen". Dieser Einwand ist deshalb so bemerkenswert, weil der „blinde Fleck" der naturwissenschaftlichen Denktradition, die *Sherrington* zu einem Höhepunkt geführt hat, darin nicht schärfer hätte demarkiert werden können. Es wird übersehen, daß dieses „freie Wollen" ja gerade darauf beruht, daß die Menschen sich ihrer Willensentschlüsse bewußt sind. Für *Sherrington* spielte das Bewußtsein ersichtlich keine Rolle, es ist eine höchst erfreuliche, ansonsten aber ganz neutrale, bedeutungslose Eigenschaft des Menschen.

Diese — materialistische — Auffassung ist außerordentlich weit verbreitet, jedoch keineswegs zwingend. Es gibt ebensowenig eine zwingende Begründung für den Versuch der Marxisten, das Bewußtsein — als die über „Signalsysteme" am höchsten entwickelte Form der Materie — durch Eliminierung des Subjekts — in den gesellschaftlichen Arbeitsverhältnissen aufgehen zu lassen, wie es eine solche Begründung für den Versuch der Psychoanalyse gibt, das Bewußtsein im Unbewußten aufgehen zu lassen. Vielmehr deutet alles daraufhin, daß Unbewußtes nur eine besondere Form des Bewußtseins ist, das sich in seiner Struktur auch allen Änderungen der gesellschaftlichen Verhältnisse gegenüber als resistent erweist. Und was die Freiheit betrifft, so wäre es ein Mißverständnis, von ihr reale Existenz jenseits des Bewußtseins zu erwarten; daß sie im Bewußtsein vorhanden ist, genügt, mehr kann man auch von den Erfahrungsgegenständen der Naturwissenschaft nicht sagen. Die Bipolarität des Bewußtseins kann nicht gänzlich „objektiviert" werden, weil durch sie im Bewußtsein erst Bewußtseinsobjekte entstehen. Übrigens gibt es ebensowenig andere Objekte als „Bewußtseins-Objekte", wie es andere Subjekte als „Bewußtseins-Subjekte" gibt; das Begriffspaar „Objekt-Subjekt" hat überhaupt nur Sinn, wenn es auf das Bewußtsein bezogen wird. Die Objekte entstehen als Serienfolgen von Diskontinuitäten im Verlauf der Entwicklung des Bewußtseins, die vom Allgemeinen, Ungegliederten zum Speziellen, immer feiner Gegliederten gehen, während das Bewußtsein auf seiner Subjektseite in der Einheitlichkeit des Erlebens diesen Diskontinuitäten Stabilität verleiht. In dieser Doppelbestimmung wird der Strukturcharakter des Bewußtseins deutlich.

Soweit Bewußtsein vorhanden ist, haben wir es mit „Subjekten" zu tun, die sich frei bestimmen können und nicht durchgehend der objektiven Kausalität unterworfen sind, und diese lückenlose Kausalität des Objektiven garantiert in ihrer Allgemeinverbindlichkeit den „Realitätsstatus" des Bewußtseins. Der Einzelne, der sich als Subjekt frei bestimmen kann, ist gleichwohl in die allen Menschen gemeinsame Realität sinnvoll eingefügt, und er kann, wie wir staunend feststellen, in ihre Kausalgesetzlichkeit regulierend eingreifen. Freiheit und Kausalgesetzlichkeit stehen sich also in der Subjekt-Objekt-Spaltung, in der Bipolarität des Bewußtseins nicht wirkungslos gegenüber, sondern sie artikulieren miteinander. Rätselhafterweise wird im menschlichen Handeln eine sehr enge Verbindung zwischen beiden Polen offenbar.

Die Entstehung des Bewußtseins führt also nicht dazu, daß die Menschen jeder für sich hoffnungslos in eine private, allen anderen prinzipiell unzugängliche Welt verstoßen würden. Vielmehr stellt sich überraschenderweise heraus, daß wir alle in der gleichen Welt leben und darin die gleiche Naturgesetzlichkeit, die gleiche Kausalordnung erkennen, in die wir als Subjekte eingreifen, indem wir z.B. am Straßenverkehr teilnehmen. Die Evidenz dieser alltäglichen Erfahrung spricht so sehr für die naive Deutung, nach der jeder in seinem privaten Bewußtsein die davon völlig unabhängige Welt spiegelt, daß das Argument ihrer logischen Inkonsistenz verblaßt. Wir sind so natürlicherweise

geneigt zu vergessen, daß wir Welt und Ich, Objekt und Subjekt als Bewußtseinsphänomene definieren mußten. Erst im Anschluß an diese Definition ergibt sich das Problem,
wie es zu erklären ist, daß Fußgänger und Autofahrer, daß alle Menschen das gleiche
Bewußtsein haben. Wir wissen zunächst keine Antwort auf diese Frage, weil wir genötigt sind, die naive Erklärung dieses interindividuellen Übereinstimmens aufzugeben.
Solange — im Sinne dieser naiven Annahme — die „Wirklichkeit" dem Bewußtsein als
etwas „Äußerliches" vorgegeben ist, liegt, was die Einheitlichkeit des Bewußtseins betrifft, überhaupt kein Problem vor, denn es ist diese in einem fiktiven „Außenraum"
vorgegebene Wirklichkeit, die sich — einheitlich — in jedem individuellen Bewußtsein,
d.h. in jedem Kopf „spiegelt".

Diese herkömmliche Betrachtungsweise stößt aber, wie man seit *Kant* weiß, auf so
große Schwierigkeiten, daß nichts anderes übrig bleibt, als sie aufzugeben und anzuerkennen, daß die einzige uns zugängliche Wirklichkeit nicht an einem „Außenraum",
sondern an das Bewußtsein gebunden ist. Sie ist das Ergebnis der „Naturgesetzlichkeit",
die den Objektpol des Erkennens — und sonst nichts — charakterisiert. Damit entsteht
das Problem der interindividuellen Übereinstimmung des Bewußtseins und wir müssen
uns fragen, was der Grund dafür ist, daß die Menschen als Subjekte „frei" sind und
dennoch — ohne den Zwang einer ihnen vorgegebenen äußeren Wirklichkeit — sich mit
Hilfe ihres — in seinem objektiven Charakter gleichförmigen — Bewußtseins miteinander verständigen können. Ist die Wirklichkeit nicht vorgegeben, sondern eine Folge
des Bewußtseins — wir sprechen vom Realitätsstatus des Bewußtseins —, dann ist die
logische Konsequenz aus der allgemeinen Übereinstimmung, die insoweit unter normalen Umständen besteht, die Erkenntnis, daß das Bewußtsein keine im Hirn des
Individuums produzierte Eigenschaft des Menschen sein kann. Es muß sich dabei um
eine die Individuen übergreifende Gemeinsamkeit handeln, und die im menschlichen
Handeln vollzogene Artikulation zwischen subjektiver Freiheit und objektiver Notwendigkeit ist deshalb möglich, weil die Einheit des gemeinsamen Seins der Subjekt-
Objekt-Spaltung des Bewußtseins vorgegeben bleibt. Würde dagegen angenommen, daß
das Bewußtsein erst von den Gehirnen der Einzelnen produziert wird, dann müßte
angesichts der unbezweifelbaren objektiven Übereinstimmung zwischen den einzelnen
Menschen auch angenommen werden, aus zwei Samenkörnern entstände eine einzige
Pflanze. Bei den methodologischen Erörterungen, die später folgen werden, empfiehlt
es sich, an diesen nicht ursprünglichen, sondern — im Sinne der Entstehung des Bewußtseins — abgeleiteten Charakter des Dualismus von Subjekt und Objekt zu denken. Ein
primär verstandener Dualismus als absoluter Gegensatz von „res cogitans — res extensa"
schließt Bewußtsein und Handeln aus, denn es ist unerklärbar, wie dann Subjekt und
Objekt miteinander in Beziehung treten könnten. Die scheinbare Selbstverständlichkeit
des üblichen dualistischen Weltverständnisses mit voneinander im wesentlichen unabhängigen Subjekten und Objekten täuscht. Diese Alltagsselbstverständlichkeit leuchtet
ebensowenig ein wie die Behauptung der Scholastiker, die Gegenstände unseres Erlebens würden deshalb wahrgenommen, weil sie Teilchen absonderten, die — nach ihrem
Eintritt durch die Sinnespforten — im menschlichen Geist in sogenannte intelligible
Spezies umgeformt würden. Diese Teilchen sollten dem Bewußtsein so fremd sein wie
Belagerer einer Stadt.

Daß „Freiheit" innerhalb des Bewußtseins nicht zur Gegenstandwelt in ihrer kausalen Geschlossenheit gehört und folglich auch nicht zu „objektivieren", nachzuweisen
ist, bedeutet also keinesfalls, daß es keine gültige Begründung für die rechtliche An-

nahme von Verantwortungsfähigkeit gäbe. Die Begründung für diese Annahme liegt im Begriff der Freiheit als dem in der Wesensverschiedenheit von Subjekt und Objekt gegebenem konstituierendem Moment des Bewußtseins.

Der Determinismus leugnet die Wesensverschiedenheit von Subjekt und Objekt, indem er die kausale Regel des Objektiven auch auf das Subjektive anwendet. Der Determinist will das Subjekt gewissermaßen nur „von außen" betrachten, und er schließt von daher auf sich selbst zurück. Das Subjekt ist bei dieser Betrachtungsweise zwar ein besonderes Objekt, es ist aber nicht etwas grundsätzlich anderes als ein Objekt, es hat nur einen untergeordneten begrifflichen Rang. Der Materialist, für den es letzten Endes nur Objekte gibt, muß indessen anerkennen, daß nicht alle „Objekte", sondern nur eine bestimmte Untergruppe von „Objekten" ein Bewußtsein haben. Deshalb stellt sich für ihn die wichtige Frage, welches das Prinzip sein könnte, nach dem zwischen den „bewußtseinsfähigen" und den übrigen „Objekten" differenziert wird. Über das Prinzip „Leben" kehrt man dann zwangsläufig zu den Subjekten als Lebewesen zurück, als deren Gegenstände der Begriff „Objekt" überhaupt erst einen eigenständigen Sinn bekommt. Dieser eigenständige Sinn geht verloren, sobald Subjekt und Objekt begrifflich „gleichgeschaltet" werden. In diesem Fall handelt es sich unterschiedslos um Gegenstände und um das – unlösbare – Rätsel, warum es eine bestimmte Gruppe von Gegenständen gibt, die wahlweise zu den übrigen in eine Beziehung treten kann, während diese – obwohl kein Unterschied gemacht werden soll – das nicht können. Dieses Mysterium verschwindet, wenn auf die Gleichschaltung von Subjekt und Objekt verzichtet wird. In diesem Fall erfordert die Einführung des Prinzips „Leben" eine Definition für das, was „Subjekt" im Unterschied zum „Objekt' ist.

Diese Definition schließt das naturgesetzlich Determinierte aus, und auf diese Weise erhalten Subjekt und Objekt im Bewußtsein einen voneinander unabhängigen begrifflichen Rang. Die naturgesetzliche Determiniertheit des Subjekts wird auf seine Objektbezogenheit eingeschränkt; ansonsten ist das Subjekt „frei". Die Annahme von Freiheit erweist sich somit als conditio sine qua non für das Bewußtsein.

Der Dualismus von Subjekt und Objekt als gleichrangige Begriffe ist an das Bewußtsein gebunden, in einem existenziellen Sinn aber nichts Letztgegebenes. Auf den Stufen der Subjekt-Objekt-Spaltung, mit der sich das Bewußtsein vom monistisch einheitlichen Urgrund des Seins ablöst, führt das Leben zum Erleben. Das auf diese Weise erlangte Bewußtsein mit seiner klaren Einteilung in „Ich" und „Welt" übte und übt eine derartige Faszination auf das westliche Denken aus, daß der Dualismus des Bewußtseins von den Philosophen oft zu einem Dualismus des Seins umgedacht wurde, wobei die Subjekt-Objekt-Spaltung als vorgegeben verabsolutiert wurde.

Unter den philosophischen Lehren des Dualismus gibt es solche, die eine indeterministische, andere, die eine deterministische Daseinsdeutung beinhalten, etwa *Descartes* versus *Malebranche*. Die besonderen Schwierigkeiten des Okkasionalismus von *Malebranche* sind aus der Philosophiegeschichte bekannt. Weniger bekannt ist, daß die ebenfalls dualistische und deterministische Psychoanalyse *Freuds* vor ganz ähnlichen Schwierigkeiten steht. Während *Malebranche* das Rätsel seiner beiden genau gleichgehenden Uhren dadurch löste, daß er Gott zum Uhrmacher bestimmte, versuchte *Freud* das Problem aus der Welt zu schaffen, indem er das Bewußtsein zu einem bloßen Epiphänomen des Unbewußten reduzierte. Für die alte behavioristische Schule der Psychologie, die sonst nicht viel mit der Psychoanalyse gemeinsam hat, stellt das Bewußtsein geradezu einen wissenschaftlichen Skandal dar. Von den vielen namhaften

Vertretern der Psychiatrie sei hier nur *Kretschmer (1963)* als Anhänger der deterministischen Auffassung genannt. Für ihn war mit dem Seelenleben auch das Bewußtsein bis in die kleinste Kleinigkeit hinein fest determiniert. Diese Auffassung blieb indessen nicht unwidersprochen. *Ey (1975)* versteht die „Pathologie der Freiheit" als das Feld der Psychiatrie, und die Psychologie von *Piaget (1972)* geht von einem indeterministischen Menschenbild aus.

Die rechtliche Grundannahme der Verantwortlichkeit des Menschen hat also, im Hinblick auf die Art des menschlichen Bewußtseins, ihre guten Gründe. Darüberhinaus wäre das Argument, die Voraussetzung der Willensfreiheit mache ein wissenschaftliches Arbeiten unmöglich, nur zwingend, wenn es darum ginge, im Objektbereich Freiheit nachzuweisen. Der Mensch soll aber gerade nicht auf den Status eines „Objekts" reduziert werden. Im Strafrecht kommt es vielmehr auf die Fähigkeit des Subjekts zur Einsicht, einsichtsmäßig handeln zu können, an. Der Sachverständige, der wie orthodoxe Psychoanalytiker aufgrund einer vorwissenschaftlichen Entscheidung davon ausgeht, daß es eine Fähigkeit zur Selbstbestimmung beim Menschen nicht gibt, hat sich demgegenüber so festgelegt, daß befürchtet werden muß, er sei kein unbefangener Sachverständiger mehr.

Von psychoanalytischer Seite wurde bisher kein ernsthaftes Argument gegen diese Schlußfolgerung vorgebracht. Die Reaktion erfolgte — nebenbei bemerkt — auf einer anderen Ebene. Man appelierte an das „therapeutische" Gewissen der Ärzte und tat dies mit der — auf das Strafrecht bezogen — falschen Alternative: „Heilen statt Strafen"; das Strafrecht soll abgeschafft werden, eine Konsequenz des deterministischen Standpunktes. Die Sachverständigen, die den indeterministischen Standpunkt vertreten, an der menschlichen Verantwortlichkeit festhalten und den irrationalen Anspruch dieser falsch gestellten Alternative aufdecken, werden zu Repräsentanten einer „repressiven Kriminalpsychiatrie" abgestempelt.

Hier ist nicht der richtige Ort, um ausführlich auf diese Kritik einzugehen. Es darf aber festgestellt werden, daß ein Sachverständiger, der die Verantwortlichkeitsbeurteilung von Gesichtspunkten abhängig macht, die — wie die Therapie — überhaupt nichts mit dem Schuldvorwurf zu tun haben, kein geeigneter Sachverständiger für das Gericht ist. Wer nach dem Wahlspruch „Heilen statt Strafen" eine Strafe aus therapeutischen Gründen für unangebracht hält und deshalb als Gutachter erklärt, ein bestimmter Angeklagter sei nicht schuldfähig, handelt falsch. Genau so gut könnte er im Sozialgerichtsverfahren die Minderung der Erwerbsfähigkeit höher ansetzen, als nach dem medizinischen Befund zu rechtfertigen ist, und dies damit begründen, die Renten seien ohnehin zu niedrig bemessen. Ein solcher Sachverständiger mag mit seiner Überzeugung, daß der Staat zuwenig Renten zahle, noch so sehr im Recht sein; will er die soziale Gerechtigkeit, wie er sie sieht, dadurch wiederherstellen, daß er die Leistungsbeeinträchtigung unabhängig vom Kriterium der Krankheit beurteilt, ist er nicht mehr Gutachter, sondern ein Reformator. Da er trotzdem als Gutachter auftritt, mißachtet er die in ihn gesetzten Erwartungen und begeht einen gravierenden Vertrauensbruch.

Es sei noch einmal wiederholt: Freiheit — als Grundhypothese des Schuldstrafrechts — läßt sich nicht verifizieren. Das heißt aber auf keinen Fall, daß Freiheit eine unsinnige Annahme wäre, mit der wissenschaftlich nicht gearbeitet werden könne, denn die Forderung positivistischer Empiristen, die Wahrheit irgendeiner Aussage über die Wirklichkeit müssen sich verifizieren lassen, ist in keinem Fall zu erfüllen. Absolute

Gewißheit bleibt uns versagt. Aus strafrechtlicher Sicht hat zuletzt *Grasnick (1977)* daran erinnert, wobei er sich auf *Popper* und den „kritischen Rationalismus" bezog. Der Begriff der Freiheit ist indessen insofern empirisch-rational, als er falsifizierbar ist. Die Falsifikationsmethode ist ein völlig ausreichendes Erkenntnismittel, mit dem der indeterministische Sachverständige seiner Funktion als Beweismittel kompetenterweise gerecht werden kann, indem er gleichzeitig das Gericht in die Lage versetzt, seine Beurteilung anhand rationaler Kriterien zu überprüfen. Dies bedeutet allerdings nicht, daß — außerhalb des Schuldstrafrechts — eine deterministische Auffassung nicht vertreten werden könnte. Selbstverständlich ist es grundsätzlich möglich, jeden Straftäter als das unschuldige Opfer seiner äußeren und inneren Verhältnisse anzusehen und von daher die Entscheidung für die Freiheit zu kritisieren. Da sich die deterministische Position genauso wenig wie die gegenteilige Position als „richtig" beweisen läßt, kommt es bei der Wahl zwischen beiden Positionen in letzter Konsequenz auf andere Gründe an; diese sind nicht grundsätzlicher, sondern praktischer Natur.

Aus deterministischer Sicht ist es konsequent, zu fordern, das Schuldstrafrecht mit seinem Sühnecharakter durch ein Maßregelrecht zu ersetzen. Das Maßregelrecht kann darauf verzichten, individuelle Schuldfähigkeit vorauszusetzen. Das, was dem ohnmächtigen Einzelnen an eigener Verantwortung weggenommen wird, soll die Gesellschaft — der allmächtige Staat — durch großzügige Hilfe ersetzen. Deshalb wird auch oft von einem „sozialen" Maßregelrecht gesprochen, das der psychoanalytischen Auffassung folgend eine quasi therapeutische Funktion haben soll, da Kriminalität hier als soziale Krankheit verstanden wird. Indessen liegt es in der Natur der Sache, daß die von den Gegnern des Schuldstrafrechts als „inhuman" bezeichnete und durch die Bestrafung bewirkte Repression des Straftäters mit einem derartigen Wechsel der rechtlichen Gesichtspunkte in keiner Weise beseitigt würde.

Im Gegenteil: es ist anzunehmen, daß durch die Einführung des angestrebten Maßregelrechtes die Repression noch erheblich verschärft würde, sofern die Rechtsfunktion des Gesellschaftsschutzes nicht preisgegeben wird. Im Zuge der staatlichen „Hilfeleistung" stehen die Justizorgane dann nämlich vor der Aufgabe einer psychischen Zwangsbehandlung von Patienten, die nicht behandelt werden wollen, weil sie sich nach ihrem naiven Selbstverständnis gar nicht „krank" fühlen, es auch nicht sind, sofern der Krankheitsbegriff nicht dadurch seines jedermann verständlichen, mit gesundheitlichem Wohlbefinden gekoppelten Sinnes beraubt wird, daß die Straftäter als „sozial krank" bezeichnet werden. Trotz der Propagandawirkung dieses umfunktionierten Krankheitsbegriffes haben diese „Patienten" noch Einsicht in den Umstand behalten, daß das Wort Behandlung in ihrem Fall oft nur eine — euphemistische — Umschreibung für etwas darstellt, was andernorts auch als Umerziehung bezeichnet wird und unter Umständen Dressur, jedenfalls ein empfindlicher Eingriff in ihre Privatsphäre ist. Gemeint ist die erzwungene Angleichung des Einzelnen an die jeweiligen gesellschaftlichen Bedürfnisse bzw. an das, was dafür ausgegeben wird.

Beschränkt sich das Schuldstrafrecht bei der unvermeidlichen Ausübung von Zwang auf das äußere Verhalten, so soll im Maßregelrecht aus prophylaktischen Gründen die Ausübung von Zwang auch auf die innere Einstellung ausgedehnt werden. Um diese Reglementierung des Bewußtseins gleichwohl als „humanitäre" Errungenschaft anzupreisen, bleibt nur der Rückgriff auf die Behauptung, daß das, was für die Gesellschaft gut ist, definitionsgemäß auch für den Einzelnen gut sein müsse.

Abgesehen davon, daß diese Behauptung, wenn sie so verabsolutiert wird, falsch ist, ist das ihr zugrundeliegende Denken auch utopisch. Diese Behauptung ist falsch, weil die Gesellschaft so wenig Selbstzweck ist, wie es ein subjektloses gesellschaftliches Bewußtsein gibt. Sie ist utopisch, weil die Fachleute, von denen man sich erhofft, daß sie diese „therapeutisch" genannte Änderung der inneren Einstellung herbeiführen und den „Erfolg" kontrollieren könnten, dazu nicht in der Lage sind.

Bei der Untersuchung von Straftätern kann man im allgemeinen feststellen, daß sich der Einzelne trotz der von ihm begangenen Straftat nicht als krank betrachtet. Mit dieser natürlichen — durch Theorie und Ideologie noch nicht verbauten — Einsicht des Einzelnen ist zumindest vorläufig noch ein bestimmtes Gefühl der Verantwortung für das eigene Tun und Lassen verbunden, dessen verhaltensregulierende Bedeutung hoch zu veranschlagen ist. Hoch zu veranschlagen ist aber auch das dem Zuwiderhandeln meist folgende Bedauern, weil ein solcher — auf die eigene verantwortliche Person bezogener — Leidensdruck die beste Voraussetzung für einen dauerhaften Erziehungserfolg darstellt, denn selbstverständlich kann und soll auf wohlverstandene Erziehung nicht verzichtet werden. Das Festhalten am Gedanken der Verantwortlichkeit des Menschen als Voraussetzung seiner Schuld besagt ja nicht, daß die Strafe nicht auch erzieherisch gestaltet werden sollte, auch wenn die Schuld für sich allein ausreicht, um die Strafe zu rechtfertigen.

Wer aber dem Einzelnen die Verantwortung nimmt, der sollte logischerweise keinen Leidensdruck erwarten, sondern Vorwürfe an die Adresse der Gesellschaft, die versagt und ihm nicht genug geholfen hat. Der humane, freiheitliche Inhalt des Begriffes Resozialisierung als Erziehung eines Individuums zur Verantwortlichkeit auf der Basis seiner Selbstbestimmung ist durch die Preisgabe der individuellen Verantwortlichkeit gegenstandslos geworden. Er ist den Verfechtern eines deterministischen Welt- und Menschenverständnisses sozusagen zwischen den Fingern zerronnen, und gleichzeitig wird der Schuldbegriff als Regulativ für das Ausmaß des staatlichen Eingriffes in die Individualsphäre fallen gelassen. „Gefährlichkeit" oder „Sozialschädlichkeit" ist hier das Stichwort und mit ihrer Beurteilung sind — abgesehen von den nicht zu unterschätzenden praktischen Schwierigkeiten und Unzulänglichkeiten — alle die grundsätzlichen Risiken verbunden, die Prognosestellungen eigentümlich sind.

Wir haben nach rationalen Kriterien bei der Beurteilung der Willensfreiheit gefragt und dabei Willensfreiheit als Strukturierungsleistung des menschlichen Bewußtseins beschrieben. Da es bei dieser Beurteilung somit auf die jeder Struktur eigentümlichen Abgrenzungsmerkmale ankommt, richtet sich unser Blick nicht auf den grenzenlosen Strom beständig ineinander übergehender Erlebnisinhalte, die Gegenstand der analytischen Verfahren des Verstehens sind, sondern auf jenes Bewußtseinsprinzip, das diesen Inhalten erst die individuelle, mit der Realität im Einklang stehende *Form* gibt. Hierbei handelt es sich um die allgemeine Struktur des Bewußtseins, die übrig bleibt, wenn von den einmaligen, zufälligen Erlebnisinhalten, dem psychodynamischen Kontinuum, abgesehen wird.

Tatsächlich löst sich das Bewußtsein ja entgegen der materialistischen Auffassung keineswegs in Nichts auf, wenn von dem dauernden Wechselspiel der Beweggründe, den Höhen und Tiefen der menschlichen Gesinnung und den Übergängen von Gut und Böse abgesehen wird. Was noch vorhanden ist, wenn all diese Beweggründe, welche die geschichtliche Entwicklung eines Menschen in ihrem einmaligen, individuellen Aspekt ausmachen, weggedacht werden, ist die Ordnung des Bewußtseins und die allen Menschen gemeinsame Bewußtseinsstruktur, die etwa in der Aussage „Ich liebe dich!" ein Subjekt und ein Objekt aufweist. Diese klare und einfache Ordnung des Bewußtseins bleibt interindividuell gleichförmig durch allen Wechsel der Bewußtseinsinhalte hindurch bestehen und garantiert auf diese Weise eine Vorstellungswelt, die virtuell allen Menschen gemeinsam ist, und über die man sich verständigen kann. Ob jemand einen anderen haßt oder liebt, ob jemand dieses Auto oder jenes Kleid haben will, was die Erlebensstruktur betrifft, handelt es sich immer darum, daß da einer ist, der etwas erlebt, und daß da etwas ist, das erlebt wird.

Diese diskontinuierliche Subjekt-Objekt-Gliederung des Bewußtseins in ihrer unzweideutigen Zugänglichkeit ist es, die dem indeterministischen Sachverständigen die Möglichkeit eröffnet, die Verantwortungsfähigkeit nach rationalen Kriterien zu beurteilen. Damit wird dem Psychiater auch keine fachfremde Tätigkeit abverlangt. Die psychische Krankheit, die er zu diagnostizieren hat, manifestiert sich ebenfalls in einem Strukturverlust des Bewußtseins — unabhängig von den jeweiligen Inhalten dieses Bewußtseins. Die Bewußtseinsinhalte sind nur das mehr oder weniger zufällige Material, an dem die hier entscheidende Ordnung des Bewußtseins aufzuzeigen ist.

Der Psychiater, der sich an der allgemeinen Erlebnisstruktur und nicht an den einmaligen Erlebnisinhalten, an den Beweggründen, orientiert, befindet sich damit in einem deutlichen Gegensatz zum Psychoanalytiker. In der Psychoanalyse spielt die allgemeine Struktur des Erlebens keine Rolle. Hier laufen alle Bemühungen nach Art der Gewissenserforschung auf die inhaltliche Erhebung der individuellen Lebensgeschichte, der Lebensgeschichte gerade in ihrem einmaligen Aspekt unwiederholbar, motivationaler Zusammenhänge hinaus, die daher auch unmöglich in eine eindeutige oder ohne Willkür zu beurteilende Beziehung zur Verantwortungsfähigkeit gesetzt werden können. Dagegen ergibt sich eine solche eindeutige Beziehung, wenn die Verantwortungsfähigkeit nicht in Abhängigkeit von solchen ineinander übergehenden Erlebenszusammenhängen, sondern in Abhängigkeit von der auch allgemein diagnostisch bedeutsamen — diskontinuierlichen — Struktur des Erlebens beurteilt wird.

Dies ist leicht zu erklären, ist es doch jedem evident, daß dem kleinen Kind keine Verantwortungsfähigkeit zugesprochen wird. Das ist deshalb so selbstverständlich, weil hier die Voraussetzung einer Bewußtseinsordnung mit einem Subjekt des Bewußtseins und einem Objekt des Bewußtseins, die streng voneinander geschieden sind, noch nicht erfüllt ist. Das kleine Kind weiß noch nichts von sich selber; daß es in hohem Maße „subjektiv" ist, stellt für es keinen Tatbestand seines Seins dar. „Subjektivität" seines Erlebens heißt nicht, daß ein autonomes Subjekt in Erscheinung tritt, sondern lediglich, daß die besonderen Erlebensweisen des kleinen Kindes sich nicht oder nur teilweise mit der objektiven Realität in Einklang bringen lassen. Das kleine Kind kann zwar zu seiner Mutter in einer dem Satz „ich liebe dich" analogen Beziehung stehen, es weiß aber nichts davon. Es kann diesen Satz nicht erleben, weil es weder über den Begriff „ich" noch über den Begriff „Mutter" verfügt. Sein Subjektbereich und seine Objektwelt sind — ähnlich wie beim Tier — noch nicht oder erst unvollkommen auseinander hervorgegangen.

Die Verantwortungsfähigkeit ist aber ein Bewußtseinsphänomen und kein Seinstatbestand; daher kann das Kind, das nichts von sich selber weiß, sich auch nicht verantwortlich bestimmen.

Die gleiche Schlußfolgerung ergibt sich daraus, daß es auch noch nicht den Objektbegriff kennt. Seinem Bewußtsein fehlt einstweilen noch die Gegenstandswelt mit ihrer lückenlosen Kausalordnung, die den Realitätsstatus des Bewußtseins ausmacht. Kein Subjekt, das sich frei bestimmen könnte, und kein Objekt, das frei gewollt werden könnte – stattdessen eine Vorstellungswelt, in der wie im Traum das eine in das andere übergeht. Eine Welt, die deshalb auch wie beim Traum mehr oder weniger dem Vergessen anheim fällt. Denken wir an die Auflösung der Kausalgesetzlichkeit in unserem Träumen, dann können wir uns auch introspektiv die Gebundenheit eines solchen Erlebens vergegenwärtigen. Diese Gebundenheit tritt wegen des Fehlens einer ausreichenden Erlebensstrukturierung an die Stelle der beim Erwachsenen sonst vorhandenen Wahlfreiheit.

Die psychiatrische Erfahrung zeigt, daß ähnliche Verhältnisse wie im Traum und wie beim kleinen Kind auch bei der Geisteskrankheit vorliegen. Ähnlich wie das kleine Kind hat auch der Schizophrene keinen zutreffenden Subjektbegriff. Er kann natürlich in den meisten Fällen Sätze wie „Ich liebe dich!" bilden. Das allein gewährleistet aber nicht den Status eines sich frei bestimmenden Subjektes, denn darunter ist natürlich nicht das partikuläre, sozusagen grammatikalische Ich dieser Einzelaussage zu verstehen, sondern jenes Ich, das sich einheitlich aus der Summe der ganzen Erlebensvielfalt ergibt. Wird dieses integrale Ich untersucht, dann stößt man auf das für die Schizophrenie pathognomonische Phänomen der Spaltung, des Zerfalls der Einheitlichkeit des Begriffssystems. Der Schizophrene hat gleichzeitig und gleichwertig einander widersprechende Erlebnisse, ohne daß das Ich des Kranken dem für jedes gesunde Erleben ganz selbstverständlichen Zwang unterliegt, den Widerspruch zu beseitigen, um dadurch die begriffliche Einheitlichkeit wiederherzustellen. Die Funktion des Erlebenssubjekts, das Erleben in einem Bewußtsein einheitlich zusammenzufassen, ist unter solchen Umständen so sehr gestört, daß der Begriff der eigenen Identität verlorengeht.

Es ist dieses Zerbrechen der Ichform des Erlebens, das es gestattet, mit dem Nachweis der Störung die strafrechtliche Hypothese der menschlichen Verantwortungsfähigkeit in einer Weise zu widerlegen, welche die Überprüfbarkeit der Beurteilung sicherstellt. Damit liegt auf der Hand, daß der Begriff der Schuldfähigkeit nicht metaphysisch ist; er läßt sich überprüfen, indem eine – auf die diskontinuierliche Bewußtseinsstruktur bezogene – formale Betrachtungsweise angewandt wird. Die prinzipielle Alternative der richterlichen Entscheidung zwischen Verurteilung und Freispruch, welche durch die Dekulpationsbestimmungen des § 21 StGB nur gemildert wird, hat ihr logisches Komplement in dieser klaren Entscheidungsmöglichkeit hinsichtlich übergangsloser, struktureller Gegebenheiten des Bewußtseins. Dagegen schlösse der Bezug auf das Motivationskontinuum, auf das ununterbrochene Ineinanderübergehen der Bewußtseinsinhalte, zwangsläufig solche alternativen Entscheidungen aus. Die von psychoanalytischer Seite geforderte Berücksichtigung der inhaltsbezogenen individuelleinmaligen Erlebenskontinuität liefe – streng genommen – nicht nur auf die mit dem Wahlspruch „Heilen statt Strafen" proklamierte Abschaffung des Strafrechts, sondern in Wirklichkeit auf die Abschaffung des Rechts hinaus, sofern rechtliche Entscheidungen notwendigerweise „Entweder-oder"- und nicht „Sowohl-als-auch"-Charakter haben.

Sobald im Ausnahmefall der psychischen Abnormität das Gericht eine Überprüfung durchführen muß, ist der Sachverständige im Hinblick auf diese formale, seinswissenschaftliche Kompetenz ein wirklich geeignetes Beweismittel. Für ihn erweist sich die Negation der Verantwortungsfähigkeit nun in ihrem Gehalt als identisch mit dem psychopathologischen Grundfaktum *Henri Eys (1969)*, das nichts anderes als jenen

Verlust an psychischer Struktur zum Ausdruck bringt, der den Menschen seiner Freiheit beraubt.

Die besonderen psychopathologischen Gegebenheiten, die vom Sachverständigen beim Ausschluß der Verantwortungsfähigkeit zu berücksichtigen sind, betreffen entweder das Subjekt des Erlebens, das die Einheitlichkeit des Erlebens garantiert, oder das Erlebensobjekt als Grundlage des Realitätsstatus des Bewußtseins. Beides läßt sich empirisch-psychopathologisch als Ja-Nein-Entscheidung überprüfen. Diese Kriterien sind also so beschaffen, daß sie es — unabhängig von der Frage, ob Willensfreiheit überhaupt existiert — gestatten, mit Sicherheit die rechtliche Hypothese genereller Verantwortungsfähigkeit im besonderen Einzelfall zu widerlegen. Das ist so, weil Freiheit die Subjekt-Objekt-Spaltung im Erleben voraussetzt: Es muß ein Subjekt da sein, das etwas will, und es muß ein Objekt geben, das gewollt werden kann. Eine derartig umfassende Formalisierung ermöglicht es, die Urteilskategorien „richtig-falsch" auf das Erleben anzuwenden. Sie verschafft der Psychiatrie eine theoretische Basis als medizinischer Wissenschaft und dem Gericht Gutachter, die über ein allgemein gültiges Kriterium für eine wahrhaft „sachverständige" Beurteilung verfügen.

Im übrigen ist den Kritikern des Schuldstrafrechts vorzuhalten, daß die Ablehnung der „metaphysisch" genannten Annahme von Willensfreiheit keinesweg bedeutet, daß ihr eigener deterministischer Standpunkt im Gegensatz zum Standpunkt der Indeterministen als wissenschaftlich, rational bezeichnet werden könnte. Das Gegenteil trifft zu. Der an die Adresse der deterministischen Psychoanalyse gerichtete Einwand von *Popper (1975)*, wonach deren inhaltsdynamischen Interpretationen nicht nur — wie die Willensfreiheit — nicht zu beweisen sind, sondern grundsätzlich auch nicht widerlegt werden können, ist bisher nicht entkräftet worden. Auch dann, wenn Willensfreiheit nicht zu verifizieren ist, können die Indeterministen immerhin darauf verweisen, daß der Einwand fehlender Falsifizierbarkeit für sie nicht gilt. Denn die Indeterministen sind in der Lage, die Hypothese der Willensfreiheit in bestimmten Fällen zu widerlegen; insoweit ist ihre Haltung rational und sind sie als Wissenschaftler und nicht in dem Sinn als „Künstler" legitimiert, in dem die Medizin auch eine „Heilkunst" ist.

Da im gültigen Strafrecht — trotz aller Kritik — von Verantwortungsfähigkeit ausgegangen wird, bleibt es für die Rechtspraxis eine entscheidende Frage, ob und wie beurteilt werden kann, daß die Verantwortungsfähigkeit im besonderen Einzelfall nicht vorhanden war. Wie wir gesehen haben, ist diese Beurteilung grundsätzlich möglich. Das Erkenntnismittel, das es ermöglicht, Schuldunfähigkeit festzustellen, ist die auf einer formalen Abgrenzung beruhende Falsifikationsmethode.

In der Praxis kommt es für den Sachverständigen also nicht auf die Verifikation, sondern auf die Negation der Schuldfähigkeit an, wobei häufig Schuldfähigkeit mit Schuld verwechselt wird. Schuld beinhaltet einen sozialethischen Vorwurf; Schuldfähigkeit bedeutet, daß jemand seinen Willen selbst bestimmen kann. In dem Sinne, in dem das hier gemeint ist, kann er das auch noch, wenn eine geladene und entsicherte Pistole auf ihn gerichtet wird. In einem solchen Fall braucht der Richter indessen keinen Sachverständigen, wenn er bei einem durch den Bedrohten erfüllten Straftatbestand die Schuld verneint. Die Schuldfähigkeit, die vom sozialethischen Vorwurf nicht berührt wird, ist, wenn sie fehlt, stets aus psychisch-strukturellen Gründen verlorengegangen. Dies anhand rationaler Kriterien aufzuzeigen, ist die Aufgabe des psychiatrischen Sachverständigen, und von daher sind die Grenzen seiner Zuständigkeit zu bestimmen.

Daß er bei der Lösung dieser Aufgabe auch aus strafrechtlicher Sicht von dem Inhaltskontinuum, der Motivationsdynamik in ihrer nicht ohne Willkür zu beurteilenden Stufenlosigkeit absehen darf, folgt aus der im sog. Legalitätsprinzip ausgesprochenen Unterscheidung zwischen der moralisch-theologischen und rechtlichen Fassung des Schuldbegriffs. In der Formulierung von *Feuerbach* darf es dem Staat hinsichtlich des Verschuldens nur auf die Legalität des äußeren Handelns, niemals dagegen auf die Moralität oder Immoralität der Gesinnung des Handelnden ankommen. Ob der „gutsituierte Autofahrer", den *Kraus (1980)* als Beispiel anführt, und der die Anhalterin durch Bedrohung mit einer ungeladenen Pistole zur Herausgabe ihrer Handtasche und zum Verlassen des Wagens nötigt, sexuell motiviert ist, fällt nicht ins Gewicht. Die in der sozialen Wertigkeit seines Verhaltens zum Ausdruck kommende Zueignungsabsicht stempelt sein Verhalten für den Juristen in eindeutiger Weise zum Diebstahl, auch wenn alle Sachverständige darin die sexuelle Ersatzhandlung eines impotenten Mannes sehen. Für die juristische Wertung kommt es also nicht auf die „tieferen" Gründe und nicht darauf an, ob die Handtasche den Täter als Sexualfetisch gereizt hatte. Der Schluß auf das subjektive Tatmoment der Zueignungsabsicht baut nicht auf einer dem Täter zum Ausgangspunkt nehmenden Motivationsanalyse auf, sondern lediglich auf der von außen — nämlich von dem verletzten Rechtsgut her — zu bestimmenden Handlungsrichtung. Dieses Rechtsgut ist hier das Eigentum und nicht die sexuelle Integrität.

Diese nach *Bockelmann (1980)* „esoterische" Psychologie der Juristen gilt ganz ähnlich auch hinsichtlich des Schuldbegriffs, dessen moralischer Restbestand deshalb als „sozialethisch" gekennzeichnet wurde, um ihn von jeder Individualethik abzuheben.

Kommt es für den strafrechtlichen Schuldbegriff aber nicht auf die persönliche Gesinnung und die moralisch hoch- oder tiefstehenden Beweggründe eines Täters an, so gilt das Entsprechende auch hinsichtlich der Schuldfähigkeit, bei deren Beurteilung der Sachverständige dann auch in der Praxis andere Gesichtspunkte als die zur Tat führenden Beweggründe und die sich in Gesinnungen äußernde Beschaffenheit der Täterpersönlichkeit zu berücksichtigen hat.

Daraus ergibt sich die Lösung für ein praktisch wichtiges Problem hinsichtlich der für jedes liberale Strafrecht unabdingbaren Unschuldvermutung. Es ist nämlich nicht einzusehen, wie sich der zwangsläufig mit jeder Ermittlung der „tiefen" Beweggründe und Gesinnung eines Menschen verbundene Eingriff in dessen Persönlichkeitsrechte mit dieser Unschuldsvermutung in Einklang bringen läßt, wenn im Rahmen der §§ 20/ 21 StGB nach einer schweren anderen seelischen Abartigkeit oder einer tiefgreifenden Bewußtseinsstörung gefragt wird. Das gleiche gilt hinsichtlich des Verhältnismäßigkeitsgrundsatzes, wenn etwa einer Studienrätin, die 2 Rollen Klosettpapier gestohlen hat, auf 60 Gutachtenseiten ein Spiegel vorgehalten wird, in dem sie und alle, die später die Akten lesen, ihre schwere andere seelische Abartigkeit erkennen sollen.

Ähnliche Probleme tauchen hinsichtlich der Motivdynamik bei der tiefgreifenden Bewußtseinsstörung auf und verlangen nach einer Lösung. Die Lösung ist darin zu sehen, daß ähnlich wie bei der Willensfreiheit auch die Schwere der seelischen Abartigkeit und die Tiefe der Bewußtseinsstörung nicht anhand der unbegrenzten inhaltlichen Ausprägungen der Persönlichkeit und der Motivdynamik, sondern anhand diskontinuierlich formaler Merkmale bestimmt wird. Die Schwierigkeit, die sich dabei ergibt, liegt darin, daß sowohl „Schwere" als auch „Tiefe" Begriffe sind, die auf ein quantitatives Kontinuum Bezug nehmen und sich daher schlecht abgrenzen lassen. Es ist aber nichts dagegen einzuwenden, wenn erst auf formalem Weg die Persönlichkeits- oder Bewußtseinsstörung als Strukturabweichung bestimmt und – je nach dem Ergebnis – dann mit den Prädikaten „schwer" und „tief" versehen wird. Da die hierzu erforderliche formale Analyse in ihrer Allgemeinheit sehr viel weniger aufwendig ist als das Eindringen in das einmalige Inhaltskontinuum der Persönlichkeit und der Motivdynamik, kommt zu dem Gewinn an Überprüfbarkeit der Ergebnisse als weiterer Gewinn hinzu, daß die Persönlichkeitsrechte des Einzelnen weitgehend gewahrt bleiben und auch dem Gesichtspunkt der Verhältnismäßigkeit besser Rechnung getragen wird.

Soll nach der Forderung von *Kargl (1975)* die Psychiatrie auf seinswissenschaftlich objektiver Grundlage Aussagen über die Grenzen der Verantwortungsfähigkeit machen, dann ist dies nur mit Hilfe dieser Falsifikationsmethode denkbar. Andernfalls würde in der Tat der Psychiatrie als Naturwissenschaft etwas zugemutet, was sie nie leisten kann, wie *Witter (1975)* dieser Forderung gegenüber betont hat. Damit zeichnet sich die Lösung eines Grundproblems des Schuldstrafrechts und des gleichfalls auf der Annahme von Verantwortungsfähigkeit basierenden Zivilrechts ab, ohne daß die Trennung zwischen der seinswissenschaftlichen Zuständigkeit des Sachverständigen und der wertwissenschaftlichen Zuständigkeit des Gerichts, die von fundamentaler Bedeutung ist, in Frage gestellt würde.

Die forensische Psychiatrie folgt also lediglich dem Legalitätsprinzip des Strafrechts, wenn sie von den Bewußtseinsinhalten, der Motivdynamik, den Gesinnungen usw. absieht und sich stattdessen an der überindividuellen gültigen Bewußtseinsstruktur orientiert. Der grundlegende Unterschied zwischen den damit verbundenen Methoden besteht darin, daß die Methode des Verstehens ihrer dynamischen Eigenart entsprechend Grenzen verwischt, was aus ihrer Anwendung – z.B. in der Psychoanalyse – eine Kunst, eine Heilkunst macht, von der man sich überzeugen lassen, die man aber prinzipiell nicht nachprüfen kann. Dahingegen hebt die Methode des Erklärens die Grenzen gerade hervor; sie wendet das rationale Verfahren des „Definierens" an und ist damit in ihren meist recht nüchternen Ergebnissen überprüfbar.

Beide Methoden sind berechtigt, man muß nur wissen, wann man sie einsetzt. Die Anwendung der formalen Methode in der forensischen Psychiatrie besagt deshalb nicht, daß die inhaltliche Methode – in anderem Zusammenhang, z.B. in der Heilkunst – nicht wertvoll sein könnte. Übrigens wäre es auch illusorisch anzunehmen, daß man bei der Beurteilung psychischer Abnormitäten jemals zu reinen Inhalten oder zu reinen Formen gelangen könnte. Das ist auch weder für das Verstehen noch für das Erklären notwendig. Wichtig ist bloß die *Tendenz* der Methode, die entweder auf ein Verwischen oder auf die Betonung der Grenzen psychischer Phänomene hinzielt.

Beim Verwischen der Grenzen in der Psychodynamik, bei der es auf den Erlebensfluß, auf das gegenseitige Mitreißen der Erlebensinhalte und letzten Endes auf den Antrieb ankommt, gerät naturgemäß die psychische Struktur aus dem Blickfeld; die Struktur, die man braucht, wenn die Beurteilung nach rationalen Kriterien vor sich gehen soll, wie dies die Forderung nach überprüfbaren Ergebnissen zwingend nahelegt. Umgekehrt verhält es sich mit dem Betonen der strukturellen Abgrenzungen, bei dem gewissermaßen der Bewußtseinsfilm angehalten wird. Die Gesamtheit von Antrieb und Struktur in der Einheit des Lebens ist für unser Erkennen unerreichbar. Man kann immer nur das eine oder das andere haben. Erklären zerstört zwangsläufig mit seinem statischen Definieren die Kontinuität des Fließens; Verstehen – als Mitreißenlassen – darf, um wirksam zu sein, keine Rücksicht auf strukturelle Grenzen nehmen, weshalb beispielsweise von einigen Psychoanalytikern sogar die besondere Qualität der Psychose geleugnet wurde. Solange das Strafrecht am Gedanken der Tatschuld festhält und danach strebt, die Schuldfähigkeit nach rationalen Kriterien zu beurteilen, kann kein Zweifel bestehen, welche von beiden Methoden für diese strafrechtlichen Zwecke geeignet ist und welche nicht.

Wie sieht es nun in der derzeit geübten Praxis der psychiatrischen Verantwortlichkeitsbeurteilung aus? Dem psychiatrischen Sachverständigen wird allgemein die Aufgabe zugewiesen, den Tatsachenstoff aufzuzeigen, den das Gericht benötigt. Was dieser Tatsachenstoff ist, bleibt zunächst offen. Nach *Lenckner (1972)* hat der Richter von den durch Sachverständige empirisch gesammelten, nicht weiter aufgeschlüsselten Fakten auszugehen. Er soll dabei wertungsfreie Erfahrungssätze, die ihm der Sachverständige ebenfalls mitteilt, zugrundelegen. *Lenckner (1972)* hat offen gelassen, worin die logische Brücke besteht, über die der Richter vom Ufer der empirischen Fakten zum Ufer normativer Grundsätze gelangen kann. Da – außerhalb der strukturellen Formalisierung des empirisch gesammelten Tatsachenstoffes – auch sonst nicht zu ersehen ist, welches Konzept die erforderlichen Schlußfolgerungen gewährleisten könnte, bleibt nur zweierlei: entweder hält sich der Richter auch seinswissenschaftlich in dem nötigen Umfang für zuständig, oder dem Sachverständigen werden wertwissenschaftliche Kompetenzen zugestanden. Im ersten Fall führt der Richter hinsichtlich des psychiatrisch-psychologischen Wissensstoffes Beurteilungen vom Typ: „Diese Frau ist schwanger!" durch. Im zweiten Fall gibt der Sachverständige eine Beurteilung vom Typ: „Diese Frau ist schön!" ab. Das eine ist eine Erkenntnis, das andere ein Bekenntnis.

In der Rechtspraxis wird bekanntlich zumeist der letztgenannte Weg beschritten, was allein schon im Hinblick auf Rechtssicherheit und Rechtsgleichheit äußerst bedenklich ist. Da die Diagnose Schwangerschaft nur richtig oder falsch sein kann, ist ihre Überprüfbarkeit garantiert. Dies ist bei Urteilen des zweiten Typs nicht der Fall. Hier sind deshalb soviele Sachverständigenmeinungen wie Geschmacksrichtungen denkbar ohne daß der eine Sachverständige im Prinzip mehr Recht als der andere hätte. Es werden Werturteile abgegeben, für die der Maßstab nur subjektiver Natur sein kann. Dies öffnet dem Sachverständigen einen Freiraum, den er je nach seinem Temperament und seinen Neigungen ausfüllen kann.

In diesem Sinne hat *Meyer (1980)* ausgeführt, daß psychiatrische Diagnosen und Feststellungen des Krankheitswerts bei der Begutachtung von Straftätern nicht mehr erforderlich seien. Er sieht nur noch Kontinua, in denen eines aus dem anderen hervorgeht. Dem Juristen wird die Auskunft gegeben, daß es nur noch um die Intensität beliebiger Störungen gehe. Die Bezugnahme auf dieses quantitative Kriterium läßt aber offen, wo innerhalb des Kontinuums überhaupt die Störung anfängt und woran man sie erkennt. Unter „Intensität der Störung" ist offensichtlich das Maß der Entfernung von einer Norm, die jeder selbstverständlich in sich trägt, zu verstehen. Abgesehen davon, daß es schon unter Psychiatern äußerst problematisch ist, sich bezüglich dieser Norm zu verständigen, geschweige denn zu einigen, entsteht mit der Stufenlosigkeit des Kontinuums zwangsläufig das Problem der „fließenden Grenze", die keine Grenze ist. Es wird auch freimütig eingeräumt, daß diese fließende Grenze streng nach Sachverstand nicht zu beurteilen ist. Beispielsweise ist es durchaus vorstellbar, daß zwei Sachverständige hinsichtlich der Frage, von wann ab die psychischen Auffälligkeiten, die eine Ladendiebin bei Begehung der Straftat zeigt, intensiv genug sind und von wann ab eine Abnormität genügend abnorm ist, grundsätzlich unterschiedlicher Meinung sein können. Es kommt ganz auf den subjektiven Maßstab an, der zugrunde gelegt wird. Daß unter diesen Umständen Verteidigung und Staatsanwaltschaft ein Interesse daran haben, ihre eigenen Sachverständigen ihre Meinung zur Geltung bringen zu lassen, ist sehr naheliegend. Ein allgemein verbindlicher Maßstab, auf den man sich einigen könnte, existiert nicht.

Dieser Zustand ist auch aus der Sicht des Sachverständigen höchst unbefriedigend. Der Sachverständige wird auf jeden Fall kritisiert. Legt er einen zu großzügigen Maßstab bei der Abschätzung der Intensität einer Störung an, dann ist er der „Exkulpator", von dem unterschwellig vermutet wird, daß er „das System" verändern wolle. Legt er im Gegenteil einen restriktiven Maßstab an, dann heißt es, er sei „systemhörig", und er avanciert zum „repressiven Kriminalpsychiater", der gleichzeitig „kustodial identifiziert" ist, falls er eine Anstaltsunterbringung für erforderlich hält. Der verunsicherte Gutachter kann es niemand mehr recht machen, und es ist kein Wunder, wenn es dann zu opportunistischen Anpassungserscheinungen kommt und dazu, daß die forensische Psychiatrie auf niemanden mehr Anziehungskraft ausübt.

Wem Rechtsgleichheit und Rechtssicherheit ein ernsthaftes Anliegen sind, dem wird es leicht fallen, sich angesichts dieser Problematik entweder für eine möglichst breite Palette subjektiver Meinungen von Sachverständigen aller anthropologischen Wissensgebiete oder für ein überprüfbares Urteil aufgrund rationaler Kriterien, für das nichts mehr als einfacher psychiatrischer Sachverstand und der Wille, den juristischen Erwartungen gerecht zu werden, erforderlich sind, zu entscheiden.

Solange diese Entscheidung aussteht, wird der methodologisch unsichere Sachverständige im Gerichtsverfahren hin- und hergerissen. Entweder findet er sich mit dem Gefühl ab, dem Richter nur unzulängliche Auskünfte geben zu können, oder er tritt die Flucht nach vorn an, indem er über seine seinswissenschaftlichen Feststellungen hinaus wertwissenschaftliche Schlußfolgerungen zieht. Es ist also letzten Endes von seinem Selbstverständnis abhängig, ob er die Entscheidung über den Ausgang des Verfahrens an sich reißt, sofern das Gericht dies zuläßt. Der Gutachter gibt dann vor, etwas verifizierend beweisen zu können, was bestenfalls das Ergebnis einer unbewußten Wertung ist. Wer praktische Erfahrung hat, der weiß, daß es dem Gutachter oft sehr einfach gemacht wird, sich zum „Herrn" des Prozesses aufzuschwingen.

Ein solcher Sachverständiger wird auch immer auf diese oder jene Untersuchung verweisen können, die seine spezielle kasuistische Meinung zu stützen scheinen. Aber, so wissenschaftlich diese Untersuchungen sein mögen, sie erstrecken sich doch immer nur auf den empirischen Bereich, auf den der Gutachter sich gerade nicht beschränken möchte.

Das Gericht kennt den wissenschaftlichen Kontext nicht, in dem Einzeluntersuchungen ihren Platz haben; es kann nicht beurteilen, nach welchen Kriterien der Gutachter unter den überhaupt vorhandenen Erkenntnissen seine Auswahl getroffen hat; in manchen Fällen ist allein die Anwendung des wissenschaftlichen Fachjargons die Ursache dafür, daß die Überschreitung der Kompetenzgrenze einfach hingenommen wird, zumal niemand gern in einer fremden Sprache argumentiert. Die Auskunft, daß das Gericht nicht umhin könne, dem Sachverständigen zu vertrauen, ist bezeichnend.

Ein solcher Fatalismus ist ebensowenig notwendig wie die methodologische Unsicherheit derjenigen Sachverständigen, die im Gerichtsverfahren hin- und hergerissen werden. Aus der Anwendung der Falsifikationsmethode auf den Tatsachenstoff, der zuvor formalisiert, d.h. strukturell aufgearbeitet wurde, ergibt sich in einer auch für psychiatrisch-psychologische Laien verständlichen Weise das vom Gericht benötigte Wissen in dem Maße, in dem die Subjekt-Objekt-Ordnung des Erlebens zu einem bestimmten Zeitpunkt aufgezeigt wird.

Es ist ein Notbehelf, daß *Lenckner (1972)* an der Forderung nach einer positiven, verifizierenden Bestimmung der Willensfähigkeit festhält, ohne die dabei einzusetzenden Erkenntnismittel angeben zu können. Eine vorzügliche Kritik dieser Methode stammt von *Ehrhardt (1971)*, der nicht nur die prinzipiellen Schwierigkeiten der durch Aufgabenteilung zu bewältigenden, positiv-verifizierenden Problemlösung darlegt, sondern auch den stattdessen einzuschlagenden Weg angegeben hat. Indem er besonderes Gewicht auf den „negativen" Charakter der vom Sachverständigen erwarteten Beurteilung legte, wies er die Richtung, in der die Lösung des Problems zu suchen ist. Allerdings scheint er in der Praxis eine pragmatisch-finale Antwort auf die gestellten Fragen zu bevorzugen. Er läßt sich bei der zu treffenden Entscheidung offenbar in erster Linie vom Gedanken an die Rechtsfolgen der Entscheidung bestimmen. Eine solche finale Beurteilungsweise liegt für den Pragmatiker sehr nahe; sie stößt aber auf die gleichen theoretischen Bedenken wie die Beachtung therapeutischer Gesichtspunkte bei der Verantwortlichkeitsbeurteilung.

Wir betonen, daß bei der Verantwortlichkeitsbeurteilung für den Sachverständigen der Formbegriff von größter Wichtigkeit ist. Bei dem Formbegriff, von dem wir ausgehen, spielt – wie erläutert – die Einheitlichkeit und der Wirklichkeitsbezug des Erlebens eine ausschlaggebende Rolle. Die Anwendung dieses Formbegriffs auf den Gegenstand dieser Untersuchung führt zum Begriff der psychischen Struktur als einer umfassenden subjektiv-objektiven Ordnung des Erlebens, welche die Voraussetzung der individuellen Freiheit ist. Ein solcher Formbegriff spielt im Recht keine explizite Rolle. Andere formale Gesichtspunkte sind aber gerade für das Recht von größter Bedeutung, beispielsweise Formen im äußerlichen Sinn als festgelegte Verfahrensweisen, der Wortlaut der Eidesformel und ähnliches. Im Gegensatz dazu ist für unser Anliegen wichtig, daß die Begründung der Ethik von *Kant* – mit ihrem die Vernunft und nicht die inhaltliche Gegenstandswelt zum Ausgangspunkt nehmenden Freiheitsideal – auch für das Recht verbindlich geworden ist. Die dafür in kritischer Absicht gewählte Bezeichnung „ethischer Formalismus" verweist bereits auf das eigentliche Formproblem, das uns beschäftigt. Kritik ist besonders von *Scheler (1966)* vorgetragen worden; ihr Vorwurf zielt auf den Umstand, daß diese Ausgangsposition in ihrer Allgemeinheit und logischen Gesetzmäßigkeit „rein formal" ist, d.h., daß ihr jegliche besonderen, inhaltlichen Bezüge und damit auch der Bezug auf die den einzelnen bewegenden Antriebe – die Motivation – fehlen.

Während das Absehen von den besonderen, inhaltlichen Bezügen eines Erlebens in der Tat eine Stellungnahme zur Motivdynamik des Erlebenden ausschließt, wird die Verantwortlichkeitsbeurteilung dadurch gerade nicht beeinträchtigt. Verantwortlichkeit bedeutet ja die Möglichkeit der Freiheit; worauf sie sich im einzelnen erstreckt, ist nebensächlich. Das Recht kann und braucht deswegen nicht darauf zu verzichten, die wechselnden Inhaltsbezüge des Erlebens, auf die sich die individuelle Freiheit indifferent erstreckt, zu berücksichtigen. Ihm bleibt der Weg, den formalen und den inhaltlichen Gegebenheiten gesondert Rechnung zu tragen.

Dieser Doppelaspekt wird auch tatsächlich berücksichtigt. Auf ihm beruht die bereits erwähnte Unterscheidung zwischen dem moralischen und dem juristischen Schuldbegriff. In diesem Sinne erhebt das Legalitätsprinzip die Forderung, daß das Recht nur auf die Erhaltung seiner Normen achten solle, wobei es unerheblich ist, aus welchen Motiven heraus die Normen eingehalten werden. Diese Unterscheidung zwischen äußerem Handeln und inneren Gründen des Handelns ist grundlegend.

Während das äußere Verhalten relativ einfach zu beurteilen ist, trifft dies für die innere Seite des Handelns nicht zu. Im Unterschied zur Moral kann das Recht davon absehen, Wertinhalte systematisch in den Mittelpunkt zu stellen. Ein solches System ist in seinem subjektiven Charakter nur der Gewissenserforschung zugänglich. Der Fortschritt, der mit dem Legalitätsprinzip gemacht wurde, ermöglicht es dem Recht, die Beurteilung der Verantwortungsfähigkeit von der Gewissenserforschung zu „emanzipizieren", es kann die Verantwortungsfähigkeit — unabhängig von den Inhalten des jeweiligen Erlebens — *formal* definieren. Dazu dient im Strafrecht der Begriff der Zurechenbarkeit.

Dies bedeutet andererseits nicht, daß inhaltliche Gesichtspunkte im Recht überhaupt keine Rolle spielen würden. Das Recht verlangt außerhalb der Schuldfähigkeitsfrage auch eine Motivbewertung. Die Notwendigkeit dazu ergibt sich im Zusammenhang mit dem strafrechtlichen Begriff der Zumutbarkeit, der neben den Begriff der Zurechenbarkeit tritt. Dieser Begriff der Zumutbarkeit besagt, daß die Bestimmung der Schuld eines Täters unter genau angegebenen Bedingungen nicht allein von der formalen Beurteilung der Verantwortungsfähigkeit, sondern auch von subjektiven Schuldvoraussetzungen inhaltlicher Art abhängig ist. Dies ist beispielsweise bei „übermächtigem Motivationsdruck" der Fall. Das Recht trägt dem Rechnung, indem entweder eine Handlung nicht als rechtswidrig angesehen wird — beispielsweise beim „rechtfertigenden Notstand" — oder die Handlung ist, unabhängig von der Schuldfähigkeit, nicht schuldhaft, wie bei manchen Fällen des Notwehrexzesses. Das Gesetz differenziert in diesem inhaltlichen Zusammenhang beispielsweise zwischen Angst und Schreck einerseits und Wut, Ärger andererseits, und es wird sogar ausdrücklich von sog. Motivbündeln gesprochen.

Wir wollen festhalten, daß im Recht auch in einem tieferen Sinne das Problem der Form bedeutungsvoll ist. Formalen und inhaltlichen Gesichtspunkten sind unterschiedliche Funktionsbereiche zugeordnet. Diese unterschiedlichen Bereiche bedingen unterschiedliche Beurteilungsmethoden. Hierfür stehen die Begriffe „Zurechenbarkeit" und „Zumutbarkeit". Mit dem Begriff der Zumutbarkeit werden besondere Inhalte eines formal ungestörten Erlebens bei einem in einer Ausnahmesituation befindlichen Menschen berücksichtigt. Die Frage, ob einem Mensch in einer bestimmten Situation, z.B. angesichts einer geladenen und entsicherten Pistole, mit der er bedroht wird, normgerechtes Verhalten zugemutet werden kann, ist keine Frage an den Sachverständigen. In weiser Bescheidung verzichtet der Gesetzgeber auf eine dem Einzelfall angepaßte Wertung der jeweiligen Motivationslage. Indem er einen Idealtyp des Handelnden vor Augen hat und sich im übrigen an der konkreten Situation orientiert, wird das Problem der Motivbewertung auf einer übergeordneten Ebene gelöst. Auf dieser übergeordneten gesetzgeberischen Ebene bringt der Mangel an exakten Beurteilungsmaßstäben, der die Situation des Sachverständigen bei der Motivationsanalyse kennzeichnet, die Gefahr von Rechtsunsicherheit nicht mehr mit sich. So ist es zu verstehen, daß *Witter* und *Luthe (1966)* die Grenzsituation beim erweiterten Selbstmord ausdrücklich als ein Problem der Zumutbarkeit zur Diskussion gestellt haben. In ähnlicher Weise könnte diskutiert werden, ob der durch Drogenhunger bestimmte „übermächtige" Motivationsdruck Rauschmittelsüchtiger im Sinne einer Zwangssituation die Zumutbarkeitsfrage aufwirft. Die in der Praxis übliche Berücksichtigung der gewöhnlichen drogeninduzierten Zwangssituation als Problem der Zurechenbarkeit erscheint sowohl theoretisch als auch praktisch wenig befriedigend.

Übrigens wird der inhaltlichen Ordnung des Erlebens, seiner Motivdynamik, auch außerhalb der Zumutbarkeit Beachtung zuteil. So wird die subjektive Tatseite — was die Erlebensinhalte betrifft — im Rahmen der Tötungsparagraphen beachtet, wenn es sich darum handelt, bei einem Tötungsdelikt „niedrige" von anderen Beweggründen, schuldhafte von unverschuldeten Affekten abzugrenzen. Es wäre also nach juristischem Verständnis offensichtlich falsch, affektive Tatdeterminanten wie Haß, Wut und Eifersucht, die ein Tötungsdelikt als Mord qualifizieren, bereits als Grund für Zweifel an der Schuldfähigkeit oder gar als Begründung für deren Beeinträchtigung anzuführen.

Die inhaltliche Seite eines beliebigen Tatgeschehens ist in ihrer unbegrenzten Vielfältigkeit praktisch unübersehbar und in ihrer grundsätzlichen Vieldeutigkeit seinswissenschaftlich nicht zuverlässig zu erfassen. Deshalb findet der Sachverständige, der mit der Schuldfähigkeit eines Straftäters die Zurechenbarkeit des Handelns beurteilen soll, hier keinen sicheren Grund. Dort, wo es um ganz spezielle — in ihrem psychologischen Gehalt leicht typisierbare Reaktionen von Tätern auf eine bestimmte Situation — wie beispielsweise bei der Notwehr — geht, kann es eine feste, ein für allemal gefaßte Regelung geben. Wird dagegen allgemein nach der Zurechenbarkeit oder Schuldfähigkeit gefragt, bleibt nur der Weg einer formalen Reduktion jener Vielfalt, welche die inhaltliche Seite jedes Tatgeschehens kennzeichnet.

Während im beliebigen Einzelfall die Orientierung an den grundsätzlich vieldeutigen, inhaltlichen Momenten des Erlebens die Gefahr einer extremen Individualisierung des Rechts heraufbeschwören würde, ermöglicht die Beachtung der formalen Bestimmungsgrößen des Erlebens, daß der Einzelfall eindeutig charakterisiert wird. Dadurch ist der Sachverständige erfahrungs-, d.h. seinswissenschaftlich legitimiert, und er kann dem Gericht dabei helfen, seine Entscheidung im Einklang mit der Forderung nach Rechtssicherheit und -gleichheit zu treffen. Es sind allein formale Kriterien, die unter den gegebenen Umständen eine in der Natur der Sache und nicht in der Natur des Sachverständigen begründete Abgrenzung ermöglichen.

Das Aufzeigen dieser in der Natur der Sache begründeten festen Grenze ist — im Prinzip jedenfalls — von der Subjektivität des jeweiligen Sachverständigen unabhängig und stellt ein fachliche Erfahrung voraussetzendes Erkenntnisproblem dar. Daher haben mögliche Irrtümer des Sachverständigen nicht in der Methode, sondern in seiner Person ihre Ursache. Die Anwendung der formalen Methode müßte theoretisch dazu führen, daß alle Sachverständigen, sofern sie über den nötigen Sachverstand verfügen, zu dem gleichen Ergebnis gelangen. Würde auf eine solche formale Eingrenzung verzichtet, wie dies heute mit der Forderung, den Tatschuldgedanken abzulösen, angestrebt wird, dann müßte der Weg der Rechtsfindung über den Sachverständigenbeweis — konsequent begangen — zu einer Überantwortung der Entscheidungskompetenz an den Sachverständigen führen. Es wäre aber ein Irrtum anzunehmen, daß der Sachverständige, der dann den Platz des Richters einnehmen würde, hinsichtlich der ihm bei der Verantwortlichkeitsbeurteilung zur Verfügung stehenden Erkenntnismittel in einer besseren Position als der Richter wäre. Sehr wahrscheinlich würde in jedem größeren Prozeß eine Mehrzahl von Gutachtern benötigt, und unvermeidbar ist, daß die verschiedenen Gutachter bei ihren Rückschlüssen vom So-Sein der Täterpersönlichkeit die Motive des Handelnden in Abhängigkeit von eigenen Wertvorstellungen beurteilen, ein anderer Maßstab steht ihnen ja nicht zur Verfügung. So kämen sie nahezu zwangsläufig bei ihren Deutungen der jeweiligen Erlebensdynamik zu abweichenden oder entgegengesetzten Ergebnissen, eine höchst unerfreuliche Situation.

Wir wollen festhalten, daß sobald die Unterscheidung zwischen der Form des Erlebens und dessen Inhalten — den bewegenden Antrieben, Zielen usw. — aufgegeben wird, eine überprüfbare Beurteilung der Verantwortlichkeit nicht mehr möglich ist. Verantwortlichkeitsbeurteilung und Motivbewertung sind voneinander verschieden, sie haben unterschiedliche Voraussetzungen. Das Verlangen, auf diese Unterscheidung zu verzichten, begegnet uns — wie gesagt — in der Forderung, den Tatschuldgedanken durch den Täterschuldgedanken zu ersetzen, mit der Schwierigkeit, daß für diesen Fall kaum eine einheitliche Meinungsbildung zu erzielen wäre, Mit den die Szene beherrschenden Gutachtern müßte man dann zu der alten sophistischen Erkenntnis gelangen, daß in einem Kreisprozeß, wie ihn jedes menschliche Verhalten darstellt, jede Isolierung eines Elementes und jede Festsetzung eines Anfangs oder eines Verhaltensgrundes willkürlich sein muß. Die Sophisten wußten, „daß, wenn es auf Gründe ankommt, man durch Gründe alles beweisen kann, sich für alles Gründe und Gegengründe finden lassen". Oder, wie *Jaspers (1965)* im Hinblick auf das Kontinuum der Motivationsdynamik sagte: „Das Verstehen vollzieht sich im hermeneutischen Zirkel. Entgegengesetztes ist gleich verständlich. Das Verstehen ist unabschließbar."

Der Ersatz des Tatschuldgedankens durch den Gedanken der Täterschuld ist eine Konsequenz der deterministischen Auffassung vom Menschen. So wendet sich *Lempp (1977)*, der den deterministischen Ansatz von *Kretschmer (1963)* weiterentwickelt hat, bei der Verantwortlichkeitsbeurteilung ausdrücklich dem jeweiligen So-Sein der Täterpersönlichkeit zu mit ihren besonderen Beweggründen bewußter und unbewußter Art. Das formale Prinzip der Schuldbegrenzung spielt hier keine Rolle. Daher ist der im Klappentext seines Buches nachzulesende Hinweis, daß jugendliche Mörder keine Unmenschen und Monster seien, verständlich, denn auf dem Boden eines Strafrechts, das sich im wesentlichen an den Tatschuldgedanken hält, besteht gar keine Veranlassung für diesen Hinweis. Der Tatschuldgedanke besagt in Übereinstimmung mit dem Legalitätsprinzip, daß auch jugendliche Mörder nur nach Maßgabe ihrer Tatschuld, nicht aufgrund einer moralischen Wertung ihrer mutmaßlichen Beweggründe in Zusammenhang mit der besonderen Beschaffenheit ihrer Persönlichkeit verurteilt werden. Erst nach dem Ersatz des Tatschuldgedankens durch den Gedanken der Täterschuld sind die rechtlichen Voraussetzungen dafür erfüllt, daß Wertungen wie „Unmensch" und „Monster" eine Verurteilung tragen könnten. Dieses Ergebnis wird zwar von *Lempp (1977)* nicht angestrebt, und doch kommt darin letzten Endes die Abwendung vom Prinzip der individuellen Verantwortlichkeit als Ausdruck menschlicher Freiheit zum Vorschein.

Wir ziehen es vor, den Tatschuldgedanken beizubehalten und vertreten damit einen indeterministischen Standpunkt. In methodischer Hinsicht bedingt dieser Standpunkt diejenige Formalisierung, die für das Recht durch Ausklammerung des Moralprinzips möglich und im Hinblick auf den Gedanken der psychischen Struktur, den wir bereits kurz erläutert haben, für den Sachverständigen praktikabel ist. Der Sachverständige hat hier eine Methode zur Hand, die gewährleistet, daß seine Funktion von derjenigen der Richter klar abgrenzbar bleibt, wobei die Grenze durch den Unterschied zwischen den seinswissenschaftlichen und den wertwissenschaftlichen Urteilskategorien markiert wird. Diese Grenze würde verwischt, wenn der Sachverständige eine moralische oder inhaltliche Beurteilung abgeben müßte.

Eine „inhaltliche" Beurteilung der Verantwortlichkeit würde beispielsweise die Wertung von Tötungsdelikten in Abhängigkeit von der Motivation der Täter darstellen. Hierbei könnte eine Reihe zunehmender Schuld konstruiert werden, die von der sogenannten Sterbehilfe über den erweiterten Selbstmord bis hin zum Raubmord geht. Sobald es nicht um die Schuld, sondern um die Schuldfähigkeit geht, verliert diese motivationale Stufenleiter ihren Wert, dafür interessieren nun Gesichtspunkte wie derjenige der begrifflichen Einheit des Erlebens oder dessen – in der Subjekt-Objekt-Spaltung ausgefaltete – formale Sinngesetzlichkeit, welche die psychische Voraussetzung des Realitätskontaktes ist.

Kritik an einem solchen Formalismus ist sicher möglich; es stellt allerdings keinen echten kritischen Ansatz dar, daß aus deterministisch-psychoanalytischer Sicht Strafe zum Verbrechen abgestempelt wird, wie dies *Menninger (1970)* tut. Am Rande sei vermerkt, daß es nicht sonderlich logisch ist, als einziges Verbrechen die Bestrafung übrigzulassen; wesentlicher ist, daß *Menninger (1970)* die Unterscheidung zwischen formalen und inhaltlichen Gegebenheiten unbeachtet läßt. Er interessiert sich als Psychoanalytiker nur für die inhaltlich-motivationalen Aspekte des Erlebens. Deshalb erliegt er dem Irrtum, anzunehmen, daß Schuld, Verantwortungsfähigkeit und Zurechenbarkeit keine medizinischen, sondern moralische Kategorien seien. Allerdings ist er so konsequent, daß er prospektiven Sachverständigen empfiehlt, keinen Gerichtssaal zu betreten.

Käme es dieser Auffassung gemäß nicht auf die formalen Voraussetzungen der Tatschuld, sondern unmittelbar auf einen moralisch verstandenen Schuldbegriff an, dann wäre es nicht mehr weit bis zu einer Rechtsauffassung, nach der man bereits für bloße Überzeugungen bestraft werden müßte. Wir hätten es in einem solchen Fall in Wirklichkeit mit einem willkürlichen „Meta-Recht" zu tun, und die Gerichtsverhandlung würde zwangsläufig zum designierten „Schlachtfeld" prophetischer Gutachter. Es gibt allerdings Gutachter, für die diese Vorstellung nichts Abschreckendes hat. Daß von manchen Sachverständigen eine Kontrolle, wie sie die Beachtung formal-rationaler Kriterien ermöglicht, nicht gewünscht wird, kann daran erkannt werden, daß sie die strenge Trennung der Zuständigkeitsbereiche von Richter und Sachverständigen ablehnen.

2 Form und Inhalt als psychopathologische Grundbegriffe

Bei der Gegenüberstellung von formalen und inhaltlichen Gegebenheiten des Erlebens haben wir auf der einen Seite diskontinuierliche Begriffe wie Struktur, Subjekt-Objekt-Ordnung des Erlebens und formale Sinngesetzlichkeit, auf der anderen Seite das Kontinuum der „bewegenden Antriebe", die Verklammerungen der Motivdynamik und Gesinnungen angetroffen. Wir wollen an „Struktur" und „Antrieb" als Übersetzung der Grundbegriffe „Form" und „Inhalt" in die psychiatrische Terminologie festhalten. Dies läßt es wünschenswert erscheinen, sie so klar voneinander zu unterscheiden, wie wir Form und Inhalt als gleichrangige Begriffe akzeptieren. Diese Unterscheidung stößt auf gewisse Schwierigkeiten; Struktur ist zwar offensichtlich ein Formbegriff, den man sich mit einiger Anstrengung von irgendwelchen Inhalten unabhängig — als eine sinnvolle Ordnung — vergegenwärtigen kann. Gibt es aber auch eine ähnlich „reine" Fassung für den Inhaltsbegriff? Mit anderen Worten: Kann der Inhaltsbegriff überhaupt ohne Formbeimengung definiert werden und ist „Antrieb" in seinem kontinuierlichen Charakter dieser gesuchte Begriff? Meist wird unter „Antrieb" im psychiatrisch-psychologischen Zusammenhang eine Art von psychischer Energie verstanden, die völlig unspezifisch und ungerichtet ein gegebenes Individuum zeitlebens als „antriebsschwach" oder „antriebsstark" kennzeichnet. Dieser Antrieb hat die Eigenschaft, „Inhalte" zu besetzen, sie zu befördern oder, im Gegenteil, zu unterdrücken. Es ist klar, daß wir mit einem solchen Verständnis des Antriebsbegriffs nicht viel weiterkommen, weil es auf kürzestem Weg in ein dualistisches Dilemma hineinführt, denn welches ist die Instanz, die darüber entscheidet, welche Inhalte befördert und welche unterdrückt werden sollen, und mit welcher „Energie" arbeitet diese Instanz? Dieser Regreß ist unendlich, und, um uns daraus zu lösen, ist ein weniger vorwegnehmendes Verständnis des Antriebsbegriffs erforderlich.

Die Inhalte, mit denen wir es im Erleben normalerweise zu tun haben, stellen samt und sonders Antriebe dar, die zu irgendeinem Zeitpunkt strukturiert worden sind, und die die eine oder andere Form erhalten haben. Beispielsweise hat das Fragen, als besondere Form des Denkens, die Wirkung, Inhalt und Form, Antrieb und Struktur zusammenzubringen. Fragen ist immer strukturierende Aktivität, und nur als deren Ergebnis bieten sich Inhalte und Formen dem Alltagsverständnis dar, seien es die Bestandteile eines Inhaltsverzeichnisses, sei es die nach Kubikzentimetern bestimmte Luftmenge in einem Zylinder oder der hochprozentige Alkohol in einer Flasche. Für den, der nichts weiter wünscht, als den Alkohol zu trinken, oder sich in einem Buch zu orientieren, kann es damit sein Bewenden haben. Derjenige, der Form und Inhalt als voneinander unabhängige, gleichrangige Begriffe erkennen will, findet diese Beispiele aber ungeeignet, weil Form und Inhalt, Struktur und Antrieb darin eine Synthese eingegangen sind.

Immerhin verhelfen sie uns zu einem Problembewußtsein, das uns sagt. daß wir dieses strukturierende Denken gewissermaßen rückgängig machen müßten, um zu unserem Ziel – einem neuen Verständnis des Antriebsbegriffes – zu gelangen. Darin liegt etwas Paradoxes, was uns aber nicht davon abhalten soll, eine ungewohnte Betrachtungsweise einmal an die Stelle des Alltagsverstandes zu setzen. Tun wir dies, dann hindert uns nichts mehr festzustellen, daß der – aus dem menschlichen Denken herausgenommene – Begriff der Aktivität, der Antriebe, die noch nichts bewirkt haben, tatsächlich der gesuchte, rein inhaltliche Grundbegriff ist. Wir bezahlen diese Erkenntnis – teuer – damit, daß wir uns nichts Anschauliches darunter vorstellen können. Dies leuchtet ein, weil wir ja ausdrücklich auf alle Formen verzichten, welche die geistigen Grundlagen der Anschauung sind. Trotzdem erkennen wir nunmehr, daß es eine logische Symmetrie zwischen den Begriffen Form/Inhalt und Struktur/Antrieb gibt. Beide Begriffspaare definieren das Psychische in einer Weise, daß nicht darüberhinaus gegangen werden kann. Da es sich dabei auch um Definitionen handelt, die in dem Sinn umfassend sind, daß es daneben keine weiteren gleichrangigen definitorischen Merkmale gibt, müssen die Begriffe Inhalt und Antrieb gleichbedeutend sein, so, wie es die Begriffe Form und Struktur ebenfalls sind.

Obwohl diese Betrachtungsweise ungewohnt ist, hat sie doch eine praktische Berechtigung. Für den Psychiater, der über die bloße Deskription des ihm „synthetisch" Gegebenen hinausgehen will, gibt es folglich zwei voneinander grundlegend verschiedene Methoden, von denen die eine das psychische Kontinuum des Antriebs – etwa bei Affekten oder Gesinnungen –, den stufenlosen quantitativen Übergang hervorhebt, während die andere die qualitative Differenz der Strukturen (Formen) betont. Im ersten Fall will man verstehen, wie eins aus dem anderen hervorgeht, und man kann daher bei diesem verstehenden Nachvollzug Barrieren und Grenzen nicht gebrauchen. Die Anwendung der Methode des Verstehens hat zur Folge, daß Abgrenzungen verwischt werden. Dagegen ist das Definieren, die Betonung der qualitativen Differenz und das Hervorheben von Unterscheidungsmerkmalen ein Verfahren, dessen Tendenz dahin zielt, Grenzen besonders zu unterstreichen.

Die eine Methode geht von den psychischen Antrieben, die andere von der psychischen Struktur aus. So wie die eine das Strukturprinzip als sekundär ansieht, muß die andere den Gesichtspunkt des Antriebs, die Aktivität, vernachlässigen, falls für die Darstellung methodische Geschlossenheit angestrebt wird. Es handelt sich einmal um die psychodynamische, und zum andern um die phänomenologische Betrachtungsweise. Die alltägliche, synthetische Betrachtungsweise ist dagegen indifferent; darin werden wahllos die Perspektiven miteinander vertauscht, je nachdem, welche Interessenlage momentan vorherrscht. So ist es zu verstehen, daß in bestimmten Zusammenhängen von „Antriebsformen" gesprochen wird, indem beispielsweise der Sexualtrieb eine besondere Antriebsform genannt wird. Es handelt sich dabei um Zusammenhänge, die nichts mit allgemeinen definitorischen Klarstellungen zu tun haben, wie sie uns hier interessieren, und für die es nicht darauf ankommt, daß es eigentlich heißen müßte: besonders geformter Antrieb. Daher stehen solche Bezeichnungen nicht im Widerspruch zu unserer Auffassung, daß Antrieb ein reines Inhaltsprinzip ist. Als reines Inhaltsprinzip ist er diaphänomenal. Er wird erst dort zu einem Phänomen mit den Attributen des Psychischen, wo er eine bestimmte Form erhält und strukturiert wird. Daß Antrieb überhaupt strukturiert werden kann, ist die Grundvoraussetzung des Bewußtseins. Antrieb und Struktur bestimmen das Psychische, davon ist auszugehen.

Jaspers (1965) hat den „universalen" Gegensatz von Inhalt und Form in ähnlicher Weise als methodischen Gegensatz von psychodynamischer und phänomenologischer Betrachtungsweise hervorgehoben. Er hat Inhalt und Form aber nicht mit Struktur und Antrieb gleichgesetzt; er ist auch nicht hinter das psychische Phänomen zurückgegangen, indem er dieses — wie wir dies getan haben — als das Produkt von Inhalt und Form verstanden hätte. Er hat das psychische Phänomen als elementare Gegebenheit seiner Untersuchung zugrundegelegt und Inhalt und Form daran exemplifiziert: Sie sind nicht das dem Denken Vorgegebene, sondern dessen Ergebnis. Form ist beispielsweise „der Tatbestand der Trugwahrnehmung", der zugehörige Inhalt ist das, was darin fälschlich wahrgenommen wurde, z.B. „bedrohende Gestalten oder ruhige Landschaften".

Indessen steht fest, daß der Tatbestand der Trugwahrnehmung mitsamt seinem beliebigen Inhalt in diesem Moment, in dem wir unser Interesse darauf gerichtet haben, seinerseits zu einem Inhalt geworden ist, dessen „Form" unser Denken ist. *Jaspers (1965)* vertritt eine Auffassung, bei der es vom — zufälligen — Standpunkt des jeweiligen Betrachters abhängt, ob dieselbe Sache formal oder inhaltlich verstanden wird. Die Konsequenz ist, daß es uns zwar als richtig, gleichzeitig aber auch als etwas willkürlich vorkommt, daß *Jaspers (1965)* in einer Reihe „Wahrnehmungen, Vorstellungen, Urteilsakte, Gefühle, Triebe und Ichbewußtsein" als Formen seelischer Phänomene aufführt, in denen uns Inhalte gegenwärtig sind.

Es stört uns, daß die Begriffe Inhalt und Form — „synthetisch" betrachtet — nicht gleichrangig, sondern einander nachgeordnet sind. Form und Inhalt gehören dabei nur zufällig zusammen; der Inhalt kann sehr gut ohne Form, die Landschaft ohne Wahrnehmung existieren, die Form aber nicht ohne Inhalt. Ist „Inhalt" das an sich gegebene Objekt, dann wird es äußerst schwierig zu begreifen, wie dieses Objekt (z.B. die Landschaft) zu seiner Form, der Wahrnehmung, kommt und welches die wechselseitigen Beziehungen sind; man könnte fragen, ob das Objekt seine Form verliert, wenn ich im nächsten Augenblick etwas anderes wahrnehme.

Solche Fragen stellen sich nicht, wenn Inhalt und Form als einander ebenbürtige, wirklich gleichrangige Konstituenten des psychischen Phänomens — nämlich als Antrieb und Struktur — verstanden werden: Das Objekt entsteht zusammen mit dem Subjekt, indem der Antrieb strukturiert wird, und dies ist die monistische Herleitung des Bewußtseins. Inhalt und Form gehören im Bewußtsein so einmalig und wesensmäßig zusammen, daß mit ihrem Auseinanderfallen sowohl Objekt als auch Subjekt aufhören würden zu existieren. Daran ist nichts Geheimnisvolles. Was diesen beiden Begriffen außerhalb des Bewußtseins — im Unanschaulichen — entsprechen mag, läßt sich definitionsgemäß nicht sagen. Dieses Unanschauliche ist identisch mit dem a priori von *Kant*. Diese monistische Herleitung des seiner subjekt-objektiven Struktur nach dualistischen Bewußtseins ist mit seinen methodologischen Implikationen gleicherweise der phänomenologischen Psychopathologie von *Jaspers* als auch der Psychoanalyse *Freuds* fremd. Beiden Lehren liegt ein Denkansatz zugrunde, der bereits hinsichtlich des Seinsverständnisses dualistisch ist, und darin Leib und Seele für immer trennt.

So, wie in der „Allgemeinen Psychopathologie" von *Jaspers (1965)* die Beschränkung auf eine mehr oder weniger im Deskriptiven aufgehende Erfassung des Gegebenen und auf eine rein „äußerliche" Systematik aus dem dualistischen Ansatz folgt, so liegt bei der Psychoanalyse der Nachteil des dualistischen Ansatzes darin, daß ihre erlebensdynamischen Deutungen zwar unter Umständen eine große Wirkung hinsichtlich privater Meinungen und Haltungen, aber keine Allgemeingültigkeit haben. Die dualistische Voraussetzung erklärt, daß die Psychoanalyse nur dort Erfolg hat, wo die Kultur von der westlich-dualistischen Denktradition geprägt worden ist und Konflikte auftreten, die dieser Tradition eigentümlich sind. Es handelt sich um eine Tradition mit der Tendenz, Mensch und Natur als unversöhnlich zu betrachten, in welcher der Mensch erst dann zur Ruhe kommt, wenn er sich die Erde mit Hilfe der Technologie „untertan" gemacht hat.

Der dualistische Ansatz mit dem absoluten, im Sein gegebenen Gegensatz zwischen Subjekt und Objekt zieht eine unüberwindliche Grenze durch den Menschen, die das Nicht-Objektivierbare, den – gewöhnlich als das „höhere" Prinzip verstandenen – Geist, vom Objektivierbaren – dem Körper, der Natur – trennt. Und doch können Leib und Seele nicht voneinander los. Der Frage, wer sie zusammenhält, begegnet die Psychoanalyse mit dem Versuch, den Geist in den Hintergrund oder ganz von der Szene abtreten zu lassen. Aber, so sehr in der Psychoanalyse die Psyche objektiviert, d.h. materialisiert werden soll, ganz läßt sich der „Geist" nicht vertreiben. Er wird beispielsweise benötigt, um zwischen krank und gesund, oder – was in der Psychoanalyse das gleiche bedeutet – zwischen einem guten und einem schlechten Gewissen zu unterscheiden, weil das therapeutische Ziel anders nicht zu erreichen ist. Der dualistische Ansatz führt in der Psychoanalyse unvermeidbar zu einem Welt- und Menschenbild mit den ursprünglichen Werten „Gut" und „Böse", mit einer Instanz, die als Schiedsrichter fungiert, und nicht zuletzt zu einer – substantiell und persönlich gedachten – Seele, die nicht – wie dies monistisch zu erwarten wäre und u.a. von dem psychoanalytischen Außenseiter *Groddek* auch erwartet worden ist – ihre Affektionen ist, sondern sie hat.

Eingewendet wird, daß die psychoanalytische Theorie mit dem Primat des Unbewußten sich gerade wegen dieser grundsätzlichen Option für das Unbewußte als dem leitenden Gesichtspunkt weder beweisen noch widerlegen läßt, oder – wie *Conrad (1950)* das einmal ausdrückte – „das Dunkle kann man nur im Dunkeln begreifen". Dies schließt allerdings nicht aus, daß daran geglaubt wird, und warum sollte ein solcher Glauben keine subjektiven Wirkungen haben. Zumal, wie jeder weiß, der einmal ein schlechtes Gewissen gehabt hat, moralische Wertungen – die Domäne der Psychoanalyse – das seelische Wohlbefinden entscheidend beeinflussen.

Der Einwand gilt nur dem seinswissenschaftlichen Anspruch, der mit dem dualistisch-deterministischen Verständnis der Seele nicht in Einklang zu bringen ist. Als Begründung für eine wissenschaftliche Methode ist die monistische Betrachtungsweise vorzuziehen, die keine Veranlassung hat, das Bewußtsein als einen Skandal zu empfinden und im Unbewußten aufgehen zu lassen. Dadurch, daß sie – im Gegenteil – das Bewußtsein in den Mittelpunkt stellt und formalisiert, führt sie zu überprüfbaren Ergebnissen und zu einer nicht bloß „äußerlichen", sondern logischen Ordnung der Phänomene.

Der systematische Vorteil dieser Betrachtungsweise soll nachfolgend anhand einer kritischen Beschäftigung mit einigen elementaren Konzepten der Psychoanalyse aufgezeigt werden. Die psychoanalytische Theorie *Freuds* hat – wie gesagt – mit der deskriptiven Phänomenologie von *Jaspers* den dualistischen Ansatzpunkt gemein, sie ist aber im Gegensatz zu dieser nicht äußerlich formal, sondern in dem Sinne inhaltlich nach innen ausgerichtet, daß es sich um eine reine Antriebspsychologie handelt. In der Tat wird hier eine Lehre vorgetragen, die fast ausschließlich auf die inhaltliche Interpretation und auf eine „dynamisch" verstehende Analyse des nur als Motivdynamik aufgefaßten Erlebens zielt. Sie erinnert an die romantische Epoche der Psychiatrie, als die sog. Psychiker die Seelenstörungen insgesamt aus innerseelischen Motivkonstellationen abzuleiten suchten. In der Perspektive der Psychoanalyse löst sich das Subjekt in seinen unbewußten Inhalten auf; das Ich wird so zum Gegenstand einer Psychologie des Es. Es ist selbstverständlich, daß sich dieses Ich mit einem operationalen Subjektbegriff, etwa mit dem von *Piaget (1973)* definierten, nicht zur Deckung bringen läßt. Nach *Freud* geht der Mensch in der Kontinuität seiner Antriebe auf. Diskontinuierliche Strukturen und Formen stellen hier ein eher zufälliges, fast ärgerliches Nebenprodukt dar.

Warum *Freud* den Trieben eine dermaßen große Bedeutung beimißt, ist schwierig zu sagen. Möglicherweise hat dies damit zu tun, daß seine eigene geistige Formung, über die viel geschrieben wurde (vgl. *Roazen (1979)* und in diesem speziellen Zusammenhang besonders *Bowlby (1975)*), in eine Epoche fiel, in der die „klassische" Physik noch glaubte, über kurz oder lang das deterministische Weltgefüge lückenlos aufzeigen zu können. In den mechanistischen Modellen dieser Wissenschaft hatte nur die Kausalität von Energie und Materie Platz. Die evidente Grundtendenz allen Denkens – das Anspruch auf Wissenschaftlichkeit erheben wollte – bestand in der immer weiter getriebenen Reduktion, in der Zerlegung des Ganzen in seine Bausteine. Man führte kausal zurück, und diese Einbahnstraße wurde als die selbstverständliche Quelle aller möglichen Erkenntnis angesehen. Es ist nicht schwer zu bemerken, daß auch *Freud* von diesem Gedanken der im kausalen Sinne alles beherrschenden Herkunft fasziniert war. Für ein „mehrdimensionales" Denken, das berücksichtig, daß die Erkenntnisse als solche nicht von den Methoden ihrer Gewinnung unabhängig sind, war die Zeit noch nicht gekommen.

Der Absolutheitsanspruch der von Energie und Materie bestimmten Kausalbezüge erschien im Zeichen des universalen Determinismus, dem nichts entrinnt, als das allein sichere und – im übrigen – unerschütterliche Fundament jeglichen Wissens; und für *Freud* lag es nahe, diese Idee auch in die Seelendynamik, auf die dualistisch-deterministische Subjekt*welt*, zu übertragen. Dies führte dazu, daß in seiner Lehre der Trieb als psychischer Stellvertreter jener physikalischen Kraft, die zwischen Ursache und Wirkung als mathematisch bezeichenbares Bindeglied zu denken ist, seine bekannte – zentrale – Stellung erhielt. So, wie die zeitgenössische Physik sicher war, ein deterministisch geschlossenes Weltgefüge aufzeigen zu können, so erhob *Freud* den Anspruch, das deterministische Seelengefüge mit Hilfe seiner psychoanalytischen Theorie – dynamisch – verstehen zu können. In seinem System war nicht von Schwerkraft, sondern von Libido die Rede; der Schlüssel zu aller Erkenntnis lag – ein für allemal – in der Vergangenheit, d.h. die Methode war historisch (psychogenetisch).

So verteidigt die Psychoanalyse mit der Geschichtswissenschaft das Primat der Inhalte gegenüber den Formen und Strukturen. Die enge Bindung an das kausale Modell wird dabei keineswegs als eine Fessel empfunden; sie bedeutet in der Psychoanalyse die Allmacht der ursprünglichen, eigengesetzlichen Seelenkräfte, des alles umfassenden, alles bewirkenden Triebes. Das Bewußtsein – als bloßes Epiphänomen des blind vom Trieb beherrschten Unbewußten – wird inhaltlich, dynamisch interpretiert und im übrigen als „Bewußtseinshelligkeit" verstanden.

Diese Vernachlässigung des Strukturprinzipes macht es schwer, den Schlüsselsatz der Psychoanalyse, „Wo Es ist, soll Ich werden", zu verstehen. *Freud* hat es nicht nur unterlassen, das Ich zu definieren, er leugnete sogar dessen Definierbarkeit schlechthin. Diese Einstellung ist, wie wir gesehen haben, aus antriebspsychologischer Sicht durchaus folgerichtig. Es ist in der Tat nicht leicht zu begreifen, wie das aus sich selbst heraus aktive Prinzip „Ich" in die ihm auferlegte Ursachen-Wirkungs-Kette des „Es" hineinkommt. Was ist die Ursache dafür, daß hier plötzlich etwas gegen den Strom schwimmt?

Um zu erklären, daß sich aus dem gestaltlosen Unbewußten die Struktur „Es-Ich" entwickelt, verweist *Freud* auf zwei Prinzipien. Das ganz von seinen Trieben ausgefüllte Unbewußte wird dem „Lustprinzip" zugeordnet. Alles, was in seiner Sphäre geschieht, dient der Lustgewinnung. Sogleich kommt wieder der dualistische Pferdefuß zum Vorschein, denn, wenn das Unbewußte nicht nur Lust gewinnen, sondern Lust auch von Unlust oder Nicht-Lust unterscheiden kann, steht dann nicht bereits ein anderes dahinter, das es dazu befähigt?

Dieses Lustprinzip wird nun im Laufe der Entwicklung vom „Realitätsprinzip" in die Schranken gewiesen. Die Entwicklung verlangt, daß Lustgewinnung nur noch in den Grenzen stattfindet, deren Überschreitung das System als Ganzes gefährden würde. Die Gefahr lauert also in der Realität, und daher ist das Pendant der (Sexual-) Lust nach *Freud* die Angst. Beide bilden das übermächtige Paar, zu dessen Füßen sich die menschliche Entwicklung kausalgesetzlich vollzieht. Das Realitätsprinzip erinnert auf diese Weise an die „Hölle" *Sartres*, die, so sagt er, „die anderen" sind.

Um auf das Unbewußte so einwirken zu können, daß es der Verstrickung des Lustprinzips wenigstens zum Teil entkommt, muß das Realitätsprinzip zuvor bereits Einfluß auf das Es haben. Soll das Es durch die Gefahr, in die es sich bei der Lustbefriedigung begibt, überhaupt beeindruckt werden, muß es eine Ahnung von der Bedrohung haben. Wie kann es aber die Gefahr erkennen, wenn es nach seiner Definition im Ursprung ganz den blinden Trieben anheim gegeben ist? Nach dieser Theorie erkennt es die Gefahr erst, nachdem es durch sie bereits zur Strecke gebracht worden war. Die Einführung einer dialektischen Dynamik zwischen Lust- und Realitätsprinzip genügt deshalb nicht, um die Loslösung des Es vom Ursprungszustand, um die Tatsache der psychischen Strukturierung, zu erklären.

In seinen „metapsychologischen Schriften" aus dem Jahr 1915 geht *Freud* vom Standpunkt eines „fast hilflosen, in der Welt noch unorientierten Lebewesens" aus. Dieses Lebewesen, das zunächst nur als „Es" gegeben und dem Lustprinzip unterworfen ist, fängt in seiner Nervensubstanz Reize auf. Ein Teil der Reize kommt von außen, ihnen kann das Lebewesen durch Muskelbetätigung entfliehen. Der für die persönliche Entwicklung bei weitem wichtigere Reizanteil entfällt auf die ausdrücklich als „Innenreize" definierten Triebe. Mit diesen inneren Ruhestörern wird das Lebewesen nicht so einfach – durch bloße Muskelbetätigung – fertig wie mit den Reizen, die von der Außenwelt herkommen. Dagegen ist einzuwenden, daß die Unterscheidung zwischen Innen- und Außenwelt (bzw. Lust- und Realitätsprinzip) nur dann sinnvoll ist, wenn es eine eindeutige Antwort auf die Frage nach dem für die Zuordnung innenaußen maßgeblichen Bezugsrahmen gibt; die Frage „Innen und außen von was?", ist unausweichlich, und was sollte darauf anders geantwortet werden als: „Innen und außen vom erlebenden Subjekt!" Das erlebende Subjekt ist in der Tat der einzige Bezugsrahmen, der dieser Unterscheidung Sinn verleiht. Für die psychoanalytische Theorie ist diese Antwort allerdings unbefriedigend. Das, was erklärt werden soll, ist bereits in der Voraussetzung, die gemacht werden muß, enthalten; was erklärt werden soll, ist ja die Tatsache der psychischen Strukturierung. Mit der Annahme eines erlebenden Subjekts — als Bezugrahmen für die Unterscheidung zwischen außen und innen — wird zweifellos psychische Strukturierung bereits vorausgesetzt.

Es handelt sich hier um ein echtes dualistisches Dilemma, das aber nicht erst mit der Psychoanalyse aufgetaucht ist, wenngleich früher nicht von psychischer Strukturierung die Rede war. Es gab indessen das Problem der „psychophysischen Parallelität", das zu Lösungsversuchen geführt hatte, die heutzutage nur noch schwierig nachzuvollziehen sind. So behaupten beispielsweise die Okkasionalisten, die, wie wir bereits gesehen haben, der Psychoanalyse von ihren Voraussetzungen her nahestehen, folgendes: Da Leib und Seele verschieden sind und die Seele somit nicht auf den Leib einwirken kann, muß Gott als vermittelnde Instanz existieren; ein Schluß, der unter den gegebenen Voraussetzungen naheliegt, da ja die tatsächliche Existenz von Beziehungen nicht geleugnet werden kann. Für den Okkasionalisten bewirkt also Gott am Leib eine Bewegung, sobald die Seele eine Bewegung will.

Freud kommt ohne Gott als Vermittler aus, indem er das Problem ignoriert. Sein Dualismus wird so zur Wurzel vieler definitorischer Schwierigkeiten der psychoanalytischen Lehre, und es lohnt sich, noch etwas dabei zu verweilen. Folgt man *Freud (1975)*, dann stößt das Es schon gleich zu Beginn seiner Existenz auf Außen- und Innenreize, die den Zustand einer ungegliederten, zeitlosen Lust stören. Diese Dissonanz wird —dynamisch betrachtet — zum Motor der weiteren Entwicklung des Es, das nun Kräfte abspalten muß, die den Störenfried neutralisieren. Dem ist es zu verdanken, daß das Lebewesen kein unstrukturiertes — wenn auch glückliches — Es bleibt, sondern eine differenzierte Form annimmt: Es — Ich — Über-Ich (vergl. etwa: Stud. Ausg., Bd I, S 515).

Dagegen steht, daß auch die Annahme von Reizen keineswegs voraussetzungslos ist. *Freud (1975)* geht nicht etwa von Aktivität schlechthin aus, er nimmt eine „gerichtete" Aktivität an; die Richtung geht von einem Sender zu einem Empfänger. Diese Vorstellung kann aber nicht ohne weiteres auf dieses unstrukturierte Lebewesen, als welches wir uns das Es vorzustellen haben, übertragen werden, denn es soll sich ja in einem Zustand völliger Ausgeglichenheit — der auch für später sein Ideal bleibt — befinden. Eine solche Beschaffenheit schließt jedoch aus, daß eine bestimmte Richtung — die vom Sender zum Empfänger — vor andern bevorzugt sein könnte. Es stellt eine petitio principii dar, daß zur Erklärung der Entwicklung vom ungegliederten Zustand weg auf das Einwirken von Reizen Bezug genommen wird, da an einem vollkommen unstrukturierten Es eben keine Anteile mit distinkten Funktionen abgegrenzt werden können; für das Es und sein Lustprinzip kommen definitionsgemäß nur globale Alles-oder-Nichts-Reaktionen in Betracht. Das Es ist entweder dem Lustprinzip unterworfen, oder es hat die Fähigkeit, Reize zu verarbeiten und auf diese Weise eine Außenwelt zu erkennen.

Auf deterministisch-dualistische Weise lassen sich die aufgezeigten Schwierigkeiten nicht beseitigen, und deshalb ist die psychoanalytische Theorie ungeeignet, die Tatsache der Strukturierung des Lebens im Erleben, das Entstehen des menschlichen Bewußtseins, zu erklären. Die Widersprüchlichkeit in den Grundannahmen wird noch deutlicher, sobald der komplexe — und nicht nur einfach differenzierende — Charakter der die Entwicklung tragenden Strukturgesetzlichkeit ins Auge gefaßt wird. Das formale Prinzip der Bewußtseinsentwicklung besteht ja nicht nur im fortlaufenden Auseinanderhervorgehen immer feinerer Unterscheidungen; hinzu kommt der komplementäre Rückbezug auf den Anfang dieser Entwicklung als die ständige implizite Präsenz des Ganzen, welche im Subjekt die Einheitlichkeit des Begriffssystems garantiert.

Zu dem Prinzip der fortlaufenden Differenzierung tritt ein genau so umfassendes Prinzip der Integrierung hinzu. Erst aus dem Zusammenwirken von Differenzierung und Integrierung ergibt sich die Strukturgesetzlichkeit – die Form – des menschlichen Erlebens. In der letzten Fassung seiner Trieblehre ging *Freud* in der Tat von einem „Eros" genannten und integrativ gedeuteten Lebenstrieb aus, der insofern umfassend ist, als er neben dem Sexualtrieb auch einen sogenannten Ich-Trieb enthält. Diesem – globalen – Lebenstrieb wird in der psychoanalytischen Theorie die Aufgabe übertragen, die Vereinheitlichung des Lebewesens zu garantieren. Er tritt hierbei allerdings als Gegenspieler des Todestriebes in Erscheinung, der die destruktiven Tendenzen des Unbewußten zusammenfaßt. Offenbar wird hier die Integrierung des Psychischen gar nicht als ein formales Problem verstanden, weil sonst völlig unverständlich bliebe, wieso einem Trieb diese Aufgabe übetragen wird, ist der Trieb doch gerade dasjenige, was in der Entwicklung erst strukturiert werden soll.

Wir der Auffassung gefolgt, daß Triebe nicht nur die Strukturierung erleiden, sondern ihrerseits aktiv strukturieren, dann werden zur Erklärung der Gegenläufigkeit von Integrierung und Differenzierung zwei verschiedene Triebe benötigt. Hat der Lebenstrieb zum Ziel, für die Vereinheitlichung des Erlebens zu sorgen, dann bleibt für die Differenzierung nur der Todestrieb als Zusammenfassung der destruktiven Tendenzen übrig. Dies bedeutet aber nichts anderes, als daß die Differenzierung kein Prinzip der psychischen Strukturierung, sondern ein Prinzip des Strukturverlustes – eben ein destruktives Prinzip – ist, und dies bestätigt in seiner offenkundigen Unsinnigkeit noch einmal die Vermutung, daß *Freud* die psychische Struktur – dualistisch – als mit der „Seele" vorgegeben angesehen hat. Vom – integrativ ausgerichteten – Lebenstrieb kann die Differenzierung nicht kommen, vom Todestrieb ebenfalls nicht, es muß also noch eine dritte Instanz vorhanden sein. Ob man dieser dritten Instanz ihre traditionelle Bezeichnung „Gott" gibt oder nicht, spielt keine so große Rolle; jedenfalls handelt es sich um die Instanz, die all diese Triebe letztlich steuert. Wichtig ist im Rahmen unseres allgemeinen Themas, der Verantwortlichkeitsbeurteilung, die Erkenntnis, die sich aus dieser Interpretation ergibt: Insofern wir eine Strukturierung bloß erleiden, werden wir von unbekannten und unbeherrschbaren Mächten gelebt; gegen Resignation kann man sich nur durch Glauben wehren. Dementsprechend sind wir für unser Tun und Lassen nicht verantwortlich, denn „der Glaube an psychische Freiheit … ist ganz unwissenschaftlich" *(Freud 1969)*.

Das Problem der psychischen Strukturierung blieb in der Psychoanalyse von Anfang an ungelöst. Darin ist der tiefere Grund dafür zu sehen, daß das Bewußtsein nur als Epiphänomen des Unbewußten zugelassen wird. Es formt sich nach psychoanalytischer Auffassung – auf welche Weise auch immer – aus der Strukturlosigkeit des Unbewußten heraus und es löst sich jederzeit wieder in ihr auf, denn die Erlebnisse als das im Bewußtsein Gestaltete werden, so will es diese dualistische Theorie, unter bestimmten Umständen wieder unbewußt, gestaltlos. Sie haben ihre Bewußtseinsqualität sozusagen nur auf Widerruf; sie verlieren diese Qualität, indem die ihnen provisorisch verliehene Struktur wieder eingezogen wird, sobald die Umstände dies erfordern.

Nach dem psychoanalytischen Verständnis des Verhältnisses „Unbewußtes/Bewußtsein" bedeutet dieses „Verdrängen" ins Unbewußte also, daß bestimmte Erlebnisse – in einem gewissen Versteckspiel von sich selbst – auf eine ursprüngliche und eigentliche Dimension reduziert werden. Da es sich bei den Erlebnissen um „Inhalte" handelt und da die – ihrer strukturellen Besonderheiten entblößten, sozusagen „nackten" – Inhalte sich nicht mehr voneinander unterscheiden, ist der Inhaltsbegriff hier am Ende, und weil die ihrer Struktur verlustig gegangenen Erlebnisse – immer im Lichte dieser Theorie – kein besonderes Verhältnis zu demjenigen, der sie hat, haben können, ist es rätselhaft, wieso sie – aus ihrem unbewußten Sammelbecken heraus – trotzdem in spezifischer, z.B. symbolbildender Weise wirksam werden können.

Daraus folgt, daß die Voraussetzung eines unstrukturierten Unbewußten, das folglich auf allen Altersstufen das gleiche ist, ebenso falsch sein muß wie die – dualistische – Konsequenz, daß es außerhalb der Erlebnisse noch einen davon gewissermaßen unabhängigen Erlebenden gibt, daß der Erlebende etwas – substantiell – anderes als die Summe seiner Erlebnisse ist. Nach psychoanalytischer Auffassung erscheinen die Erlebnisse in ihrem Verhältnis zum Erlebenden wie ein Besitz, der erworben und wieder veräußert werden kann, je nachdem, wie es die Umstände gerade erfordern; die Erlebnisse stellen jedenfalls keinen – nach Maßgabe ihrer chronologischen Ordnung – integrierenden Bestandteil der Persönlichkeit dar. Die sekundäre Bedeutung des Strukturierungsprinzips in der psychoanalytischen Theorie ist nirgends deutlicher zu erkennen; die Strukturqualitäten sind wie Kleider, die an- und ausgezogen werden können, und die mit dem, der sie trägt, nur eine oberflächliche Beziehung unterhalten.

In der psychoanalytischen Konzeption des Unbewußten scheint sich auf diese Weise der alte Menschheitstraum von einem Paradies, aus dem der Mensch provisorisch ins Bewußtsein und in die Zeitlichkeit vertrieben wird, auszudrücken. Gegen diesen Traum sprechen die erörterten prinzipiellen Bedenken und konkrete entwicklungspsychologische Erfahrungen, wonach die menschliche Entwicklung nichts Provisorisches, sondern ein irreversibler, zeitlich eindeutig gerichteter Prozeß ist. Im Verlauf dieser Entwicklung steht es dem Individuum keineswegs frei, Strukturen vorübergehend wie Kleider abzulegen, als wären Erlebnisse im Unbewußten gewissermaßen löslich. Strukturierte Inhalte des Psychischen können zwar der momentanen Aufmerksamkeit entzogen sein, sie können aber nicht mehr zu ihrem Ausgangspunkt zurückkehren. Falls die Struktur – krankheitsbedingt – verlorengeht, geschieht dies unter einem dem Individuum in seiner Totalität auferlegten Zwang, und es geschieht dann für immer. Das, was auf diese Weise verlorengegangen ist, kann auch nicht mehr – aus dem Unbewußten heraus – symbolbildend oder anders wirksam werden.

Der Primat des Bewußtseins heißt also nicht, daß es kein „Unbewußtes" gibt. Das Unbewußte ist aber kein absolutes „Nicht-Bewußtsein" und es unterscheidet sich nicht dadurch, daß es als unstrukturiertes Es vorläge, vom Bewußtsein. Es handelt sich auch nicht um ein einfaches Sein ohne Wissen, sondern um ein nicht ausdrückliches, passives Wissen, das nicht der Willkür untersteht. Mit dem Begriff des Unbewußten kann man sich trotz der terminologischen Unklarheit, die darin liegt, daß „Unbewußtes" „Nicht-Bewußtsein" suggeriert, in der Praxis rasch verständigen. Im allgemeinen wird dieser Begriff dabei schon weitgehend relativiert, und man versteht das Unbewußte – ebenso wie das Bewußtsein – als Zusammenwirken von Struktur und Antrieb und nicht bloß als Triebprodukt. Dieses Verständnis des Unbewußten erübrigt erst jene mysteriöse Seelensubstanz, deren Annahme unumgänglich wird, wenn der Erlebende seine Erlebnisse nicht ist, sondern hat. Ein solches Besitzverhältnis zwischen Erlebendem und Erlebnissen setzt – wie wir gesehen haben – eine vom

Erleben unabhängige Wesenheit voraus – eben die absolute Wesenheit, die gewöhnliche „Seele" genannt wird, und die das Problem aufwirft, wie die Verbindung zwischen Leib und Seele zustandekommt und wer zwischen beiden vermittelt.

In ganzheitlicher Sicht ist der Mensch in seiner Gesamtheit „Erleben". Er ist nicht der Besitzer der Erlebnisse, die seine Aktualität ausmachen, er ist nicht mehr und nicht weniger als der kontinuierliche Fluß seines Erlebens, gleichgültig, ob dieses ober- oder unterhalb der Aufmerksamkeitsschwelle stattfindet. Verdrängung ist daher nicht der zwiespältige Vorgang, bei dem eine höhere Instanz ein Erlebnis als isolierte Begebenheit vor sich selbst verleugnen läßt. Verdrängung ist nicht das abwegige Verfügen eines Kranken über bestimmte Erlebnisse, die er hat, sondern ein bestimmtes Abwegig-Sein, des Erlebenden in seiner Gesamtheit. Dieses Abwegig-Sein des Erlebenden kann man sich als eine mehr oder weniger weitreichende Umkehrung der gewöhnlichen Vormachtsstellung des Wissens über das Wollen vorstellen. Das Richtige zu wissen ist allein noch kein hinreichender Grund, es auch wissen zu wollen, und von dieser Freiheit wird umso eher Gebrauch gemacht, je unentwickelter die Subjekt-Objekt-Struktur des Bewußtseins ist. Dies ist gleichzeitig auch der Spielraum für psychotherapeutische Einflußnahmen.

Wir halten fest, daß die Psychoanalyse, soweit sie deterministisch und dualistisch ist, die Tatsache der Strukturgesetzlichkeit des Erlebens nur hinnehmen, nicht aber erklären kann. Ein durch und durch determiniertes Bewußtsein, wie sie es annimmt, kann es nicht geben. Diese Annahme läßt sich mit einem in sich widerspruchsfreien Begriff des Bewußtseins nicht in Einklang bringen.

Im Gegensatz zur Psychoanalyse hat die Psychosomatik, sowie sie ganzheitlich ist, sehr wohl eine Lösung für die aufgezeigten Probleme, indem sie der Außenwelt, die nach *Freud* das „Realitätsprinzip" repräsentiert, einen ursprünglich fremden und feindlichen Charakter abspricht. Sie postuliert, daß im strukturlatenten Anfangsstadium der menschlichen Entwicklung Außen- und Innenwelt – als Gegebenheiten des Erlebens – ungeschieden zusammen existieren. Entwicklung ist für sie nicht nur Dynamik, sondern strukturierend/strukturierte Dynamik, die ihre formalen Bestimmungsgrößen von Anfang an in sich trägt.

Wir haben gesagt, daß es für den Psychiater, der über die bloße Beschreibung des ihm „synthetisch" – als Mischung von Form und Inhalt – Gegebenen hinausgehen will, zwei grundlegend voneinander verschiedene Methoden gibt. Die eine, die bei den psychischen Antrieben ansetzt, wurde am Beispiel der psychoanalytischen Theorie *Freuds* etwas ausführlicher dargestellt. Die große Bedeutung der Psychoanalyse im allgemeinen und die negativen Implikationen dieser Lehre hinsichtlich eines Menschenbildes, in dem Freiheit ein Attribut des Bewußtseins ist, rechtfertigen die Ausführlichkeit unserer Beschäftigung mit der Psychoanalyse.

Nachfolgend soll kurz auf zwei systematische Entwürfe der neueren Psychiatrie eingegangen werden, weil sie deutlich von der „Allgemeinen Psychopathologie", mit der *Jaspers* der traditionellen Psychiatrie eine feste Basis gegeben hatte, wegstreben. Diese beiden Entwürfe – die Formalanalyse von *Conrad (1963)* und die organo-dynamische Theorie von *Ey (1975)* – kommen beide zu ganz ähnlichen Ergebnissen, obgleich sie eher verschiedene Ausgangspunkte haben. *Conrad (1963)* ist den Begriffsbildungen der Gestalt- und Ganzheitspsychologie verpflichtet, die ihrerseits die kausalmechanistische Assoziations- und Elementenpsychologie zu überwinden versuchte. Sie tat dies mit der einleuchtenden Behauptung, daß das ganze mehr als die Summe seiner Teile ist. So ist die Melodie als Bewußtseinsstruktur – und nur als solche – mehr als die Anhäufung der sie zusammensetzenden Töne. Die Gestalt-Ganzheitstheoretiker sagen, daß der Hörer die Melodie ist, und sie stellen damit eine – par excellence – monistische Behauptung auf. Die Melodie entsteht nicht in der Luft, sondern im gleichen Bewußtsein, das auch die Musikinstrumente hervorgebracht hat.

Unter denen, die solche strukturtheoretischen Überlegungen für die Psychiatrie fruchtbar zu machen versuchten, war *Conrad (1963)* nicht der erste; er erkannte aber frühzeitig die theoretische Tragweite der sich hier eröffnenden Einsichten. Die Geisteskrankheit ist in diesem Sinne eine Gestaltabweichung und nicht bloß, wie *Freud* meinte, ein sozusagen unmoralisches Besitzverhältnis. Der Kranke ist die Krankheit, das heißt, daß die Psychose nicht irgendwo ihren u.U. wegzuoperierenden Sitz hat, sondern die Form des Erlebens darstellt, die nach dem krankheitsbedingten Verlust der Ganzheit mit dem stabilisierenden Erlebensprinzip der Vereinheitlichung auf der Subjektseite und der fortschreitenden begrifflichen Zergliederung der Objektwelt noch möglich ist. Hierbei kommt es hinsichtlich des Erscheinungsbildes der Störung immer nur auf das Ausmaß des Verlustes, nie auf dessen Ursache an.

Conrad (1963) verweist damit auf einen ganz neuen Maßstab für die Erscheinungen der Geisteskrankheiten. Er bezieht sich auf die im Bewußtsein strukturgesetzlich angelegten Reaktionsbereitschaften. Damit bringt er die psychopathologischen Manifestationen in eine bestimmte, vom Schweregrad, aber nicht von der Art der Störung abhängige Reihenfolge. Eine solche Betrachtungsweise nennt man – und nannte *Conrad* – „syndromgenetisch". *Conrad* ging davon aus, daß das organische Grundgeschehen der Krankheit einen überindividuell typischen Erlebnisausdruck finde, und die Methode, mit der er diesen „Gestaltwandel" des Erlebens untersuchte, war die Formalanalyse. Um die gesetzmäßige Abfolge dieses – als Strukturverlust zu verstehenden – Gestaltwandels zu erfassen, sah *Conrad* von den inhaltlichen Gegebenheiten des Erlebens ab. Er verstand diese als den nichtrepräsentativen Niederschlag der zufälligen, einmaligen Lebensgeschichte und er sah sie daher nicht als allgemeingültig und – vom wissenschaftlichen Standpunkt aus – nebensächlich an, dies in ausdrücklichem Gegensatz zu den Vertretern der Daseinsanalyse *(Conrad 1963)*.

Damit wurde ein Ziel ins Auge gefaßt, das gerade auch für die nach einer formalen Ordnung strebenden Gerichtspsychiatrie von größtem Interesse sein mußte, denn es handelt sich hierbei um die Besinnung darauf, daß nicht die subjektive Wertung und psychodynamische Interpretation der prinzipiell vieldeutigen Erlebensinhalte, sondern die Feststellung der überindividuell-formalen Gesetzlichkeiten der Erlebensveränderungen den Erkenntnisgewinn ausmachen. Bilder wie das der Flucht vor der Wirklichkeit als Wesen der Psychose verlieren vor diesem Hintergrund ihren Sinn.

Strukturverlust ist Wirklichkeitsverlust und nicht einfach Ausdruck einer Wunscherfüllungstendenz; für den psychotischen Strukturverlust kommt es nicht darauf an, ob sein Auftreten dem Kranken momentan paßt oder nicht. Der Kranke hat gar keine Wahl, da die Struktur nicht die Folge, sondern die Voraussetzung seines Erlebens ist. Dies macht es verständlich, daß das Erkennen psychotischer Störungen, die das Ergebnis eines die Struktur des Bewußtseins zerstörenden Krankheitsprozesses sind, dem das Individuum passiv ausgeliefert ist, dort von Bedeutung ist, wo – wie bei der Verantwortlichkeitsbeurteilung – etwas über die Fähigkeit des Menschen zur Selbstbestimmung in Erfahrung gebracht werden soll: Ohne Bewußtseinsstruktur gibt es keine persönliche Freiheit. Hier zeigt sich mit konkreter Deutlichkeit, was *Ey (1975)* meinte, als er die „Pathologie der Freiheit" zum eigentlichen Gegenstand der Psychiatrie erklärte, und wir sehen wieder, daß es für die seinswissenschaftliche Beurteilung der Schuldfähigkeit in methodischer Hinsicht entscheidend darauf ankommt, strukturtheoretische und nicht inhaltsdynamische Überlegungen an den Anfang zu stellen.

In Frankreich weist die „organodynamische Theorie" von *Ey* über *Moreau de Tours* auf ganzheitliche Gedankengänge zurück, mit denen am Anfang der Psychiatrie als medizinischer Wissenschaft — gegen den Dualismus der Cartesianischen Tradition — ein monistisches Lehrgebäude errichtet werden sollte. An die Stelle der Annahme von zwei parallelen — leib-seelischen — Wirkungsebenen wurde die organodynamische Ganzheit gesetzt, und *Ey (1975)* nannte diese Auffassung ausdrücklich „monistisch". Es ist nicht möglich, an dieser Stelle den Einzelheiten dieser Theorie die ihnen gebührende Beachtung zuteil werden zu lassen. Für uns ist es aber wichtig, daß *Ey (1975)* mit seiner organodynamischen Theorie erstmals die Grundlage für eine wirklich umfassende Darstellung formalgesetzlicher Zusammenhänge des Gesamtbereiches der psychopathologischen Phänomene entwickelt hat. Wir können danach nicht mehr von einem Erscheinungsbild der Geisteskrankheit sprechen, sondern wir müssen dieses psychopathologische Erscheinungsbild mit all seinen Symptomen, wie bei *Conrad (1963)*, als eine neue, rudimentäre Bewußtseinsform verstehen. Die Krankheit als solche äußert sich nur „negativ" in dem mehr oder weniger ausgeprägten Verlust des Subjekts und/ oder seiner Objektwelt im Bewußtsein und in den Ausfällen von psychischen Leistungen, die vor der Erkrankung im Subjekt die Einheitlichkeit und Stabilität des Erlebens, im Objekt den Wirklichkeitsstatus des Erlebens gewährleisteten *(Ey 1975)*. *Ey* beschrieb im Entstehen der organodynamischen Ganzheit einen sich selbst strukturierenden Reifungsprozeß als das ontogenetische Zusammengehen von Inhalt und Form. Diese, ein stabiles System von zunehmender Rationalität bildende Selbstorganisation der persönlichen Daseinsformen bewahrt die fortschreitende Unterteilung der Objektwelt an immer feinere Diskontinuitäten dadurch vor Auflösung in völlige Beziehungslosigkeit und vor dem Zerfall, daß diese zunehmende Differenzierung des Erlebens im Subjekt dieses Erlebens im Gleichgewicht gehalten wird. In dem Maße, in dem auf der Objektseite des Erlebens der Allgemeinheit des allumfassenden ersten Begriffs immer feinere begriffliche Unterscheidungen folgen, wachsen die Ansprüche an die integrative Funktion und die Vereinheitlichung des Erlebten in einem gemeinsamen Bezugspunkt, dem Ich. Dabei ist auch das Nervensystem, das Erleben und Persönlichkeit von der organischen Basis her konstituiert, in seinem Aufbau als eine durch Integration zusammenhängende Gestalt von Differenzierungen zu begreifen, deren ganzheitliche Wechselbeziehungen auf Rückkoppelung beruht.

Die Konsequenz, daß die Weiterentwicklung ganzheitlich strukturbezogener Vorstellungen in der Psychiatrie von einem Denken in abgeschlossenen Krankheitseinheiten weg- und zu einer syndromatologischen Hervorhebung der im psychopathologischen Erscheinungsbild bestehenden Zusammenhänge hinführt, hat *Bash (1955)* veranlaßt, alle psychopathologischen Phänomene in ein Quadrantenschema einzuordnen, dessen Parameter neben der „hirnfokalen" und „hirndiffusen", „räumlichen" Art der Störung die zeitlichen Verlaufsformen „akut" und „chronisch" als Störmodalitäten bilden. *Bash (1955)* orientiert sich zusätzlich an den formalen Begriffen Differenzierung und Integration; deren pathologische Umkehrungen sind: „Entdifferenzierung" = Abbau und „Desintegration" = Zerfall.

Wir sind damit fast am Ende dieser kursorischen Besprechung des Schicksals, das die Begriffe „Form" und „Inhalt" in verschiedenen psychopathologischen Theorien gehabt haben. Ein – vorläufig – letzter Schritt wurde von *Witter (1967, 1970)* gemacht, der wie *Bash (1955)* ein Koordinatensystem entwarf, darin aber die immer noch morphologisch definierten Parameter „hirnfokal" und „hirndiffus" aufgab und durch die Störmodalitäten „Zerfalll" und „Abbau" ersetzte. Nunmehr war es möglich, von der formalen Interpretation des Erscheinungsbildes direkt – ohne morphologischen Umweg – den Bezug zu diesem Ordnungsschema herzustellen. Dieses Bemühen um Formalisierung stand bei *Witter (1967, 1970)* in einem unmittelbaren Zusammenhang mit der Absicht, sie für die Gerichtspsychiatrie fruchtbar werden zu lassen. Um dieses Bemühen zu verstehen, muß man wissen, daß die Situation der Gerichtspsychiatrie, wie *Witter* sie Mitte der fünfziger Jahre in Deutschland angetroffen hat, in letzter Konsequenz durch eine Aporie belastet war. Das Postulat, daß die zu einer Exkulpation führenden psychischen Krankheiten eine somatisch-organische Ursache haben müssen, erschien gänzlich unentbehrlich; darin wurde geradezu das Fundament des gesamten gerichtspsychiatrischen Gebäudes erblickt. Diese Grundlage der Verantwortlichkeitsbeurteilung war indessen aus zwei Gründen allmählich ins Wanken geraten. Bei den sogenannten endogenen Psychosen, die in der Praxis ganz besonders bedeutsam sind, war man dem Ziel, eine allseits anerkannte organische Ursache festzustellen, trotz eines sehr großen Forschungsaufwands nicht entscheidend näher gekommen. Zum andern lenkte das allmähliche Vordringen ganzheitlicher und strukturalistischer Auffassungen das Augenmerk immer stärker auf die Tatsache, daß letzten Endes alle seelischen Äußerungen – und damit auch alle seelischen Abnormitäten – somatisch-organische Ursachen haben.

Die Entdeckung der kriminologischen Bedeutung bestimmter Chromosomenaberrationen entschied den Streit endgültig zugunsten derer, die für eine rein psychopathologische Definition des Krankheitsbegriffes in der Gerichtspsychiatrie eingetreten waren. Chromosomale Unterschiede, die übrigens auch zwischen Männern und Frauen bestehen, sind zwar körperliche Faktoren des Verhaltens; wie sich konkret zeigen läßt *(Deutsches Ärzteblatt 1969; Leyking 1980)*, verhalten sich die Träger solcher Anomalien bald verantwortlich, bald nicht. Man benötigt also ein anderes Kriterium als die körperliche Grundlage eines seelischen Leidens, um zur Verantwortungsfähigkeit eines Menschen verbindlich Stellung nehmen zu können. Das gesuchte Merkmal ist nach *Witter* psychopathologischer Natur. Es bleibt bei dem Grundsatz, daß psychische Krankheit (z.B. eine Psychose) exkulpiert; was krank ist, entscheidet nicht die körperliche Ursache, sondern nur die psychopathologische Qualität der Störung.

Damit waren noch nicht alle Schwierigkeiten bei der Beurteilung der Verantwortungsfähigkeit beseitigt. Nun traten die methodischen Probleme, die von jeher mit der Definition dieses psychopathologischen Krankheitsbegriffs verbunden sind, um so deutlicher hervor. *Jaspers (1965)* hatte gesagt, daß das psychopathologische Symptom der seelischen Krankheit darin typisch ist, daß es sich von der nicht krankhaften psychischen Abnormität qualitativ unterscheidet. Durch die Psychose tritt nach *Jaspers* eine ganz neue Qualität psychischer Phänomene, die es außerhalb der Krankheit nicht gibt, in Erscheinung. Nach normalen Maßstäben beurteilt, sind diese Phänomene nicht zu verstehen. Dies erklärt die überragende Bedeutung des Verstehensbegriffes in der Allgemeinen Psychopathologie. Das Kriterium des Nichtnachvollziehenkönnens wurde aber nicht überall anerkannt. Es wurde geltend gemacht, daß bei genügend vertiefter Untersuchung auch scheinbar unverständliche Wahnideen in einen lebensgeschichtlich verständlichen Zusammenhang gebracht werden könnten. Dem wurde wiederum ent-

37

gegengehalten, daß es beim Wahn nicht auf die Inhalte ankomme. Diese könnten selbstverständlich nur aus der Lebensgeschichte stammen. Wichtig sei vielmehr der Verlust der überindividuellen Sinnbezüge des Erlebens.

Für diese Unterscheidung stehen die Ausdrücke „So-Sein" und „Da-Sein" des qualitativ abnormen Phänomens. Diese Klarstellung verhinderte nicht, daß weiter um den Krankheitsbegriff gestritten wurde. Dessen restriktive Fassung durch *Schneider (1961)* wurde geradezu zum Anlaß genommen, von einer „repressiven Kriminalpsychiatrie" zu sprechen, bei der es sich in Wirklichkeit, wie *Janzarik (1972)* treffend bemerkte, um eine von Außenseitern „aus Literaturstudien rekonstruierte Psychiatrie" handelt. Die Tatsache, daß in der gerichtspsychiatrischen Praxis keine einheitliche Meinungsbildung herbeigeführt werden konnte, besteht gleichwohl, und die tiefere Ursache hierfür ist methodologischer Art. Es ist erstaunlich, daß in dieser Situation die syndromatologische Methode von *Conrad (1958)*, *Bash (1955)* und *Witter (1970)* keine größere Beachtung fand, denn sie ist im Hinblick auf die ihr zugrundeliegende konsequente Unterscheidung zwischen Inhalt und Form geeignet, der Unsicherheit von Sachverständigen und Juristen abzuhelfen.

3 Struktur und Strukturverlust in der Psychopathologie

Im vorhergehenden Kapitel haben wir die syndromatologische Betrachtungsweise für die Psychiatrie dadurch begründet, daß wir sie unter Bezug auf die Begriffe „Form" und „Inhalt" mit der Psychoanalyse und der allgemeinen Psychopathologie von *Jaspers (1965)* verglichen haben. In diesem Kapitel sollen die empirisch-logischen Kriterien, aufgrund derer die syndromatologische Betrachtungsweise — im Gegensatz zu den hermeneutischen Verfahren der Tiefenpsychologie — seinswissenschaftlichen Charakter erhält, weiter erläutert werden.

Wir haben 4 solcher Kriterien kennengelernt, von denen je 2 die Störmodalität (Abbau oder Zerfall) und die Verlaufsform (akuter oder chronischer Verlauf der Störung) betreffen. Es wird später zu zeigen sein, daß es mit Hilfe dieser 4 Kriterien gelingt, das Feld der Psychopathologie vollständig zu erfassen. Was wir — vollständig — beschreiben wollen, sind — nach der Entscheidung für Form als Leitidee — die überhaupt in Frage kommenden Arten des psychischen Strukturmangels. Wir erwarten dabei eine Kongruenz: So, wie es entwicklungspsychologisch 2 Strukturierungsprinzipien gibt, nämlich als „Objektseite" des Bewußtseins die Differenzierung — nach *Piaget (1973)* „Akkomodation" — und als „Subjektseite" einen „Faktor der Permanenz und Kontinuität der Formen", die „Assimilation" oder Integrierung, so sind umgekehrt auch nur 2 Prinzipien des Strukturmangels zu erwarten, ein Ungenügen der Differenzierung oder der Integrierung. Handelt es sich um Entdifferenzierung, sprechen wir von „Abbau", handelt es sich um Desintegration, sprechen wir von „Zerfall".

Diese Kongruenz besagt, daß die normale psychische Struktur bereits alle möglichen Formen der Destrukturierung enthält. Mit *Ey (1975)* ist davon auszugehen, daß die Formen des Strukturmangels sich nicht in beliebiger Zahl, gewissermaßen von außen, ergeben. Seelische Krankheit setzt nur die Formen frei, die normalerweise die Struktur des Bewußtseins bestimmen, normalerweise aber bis hin zur höchsten Stufe der Bewußtseinsleistung des Gesunden überformt werden, welches die Grundlage des vernünftigen, freien In-der-Welt-Seins ist. Das ist der Grund dafür, daß wir uns zunächst mit der normalen Bewußtseinsstruktur zu befassen haben.

Der strukturtheoretische Charakter unseres Ansatzes wird daran deutlich, daß wir ohne weiteres die entwicklungspsychologischen Begriffe Differenzierung (Akkomodation)/Integrierung (Assimilation) durch kybernetische Begriffe ersetzen könnten. Das Entstehen von Diskontinuitäten infolge Differenzierung und ihre Vereinheitlichung Stabilisierung infolge Integrierung ergibt sich — in Begriffen der Regeltechnik ausgedrückt — durch Rückkoppelungen „positiver" und „negativer" Art. Negative Rückkoppelung hält ein System mit sich selbst in Übereinstimmung. Das Verhalten eines dergestalt gegenläufig strukturierten „Systems" hat u.a. *Pribram (1963)* neurophysiologisch untersucht. Er konnte experimentell zeigen, auf welche Weise das Erreichen von Stabilität – quasi automatisch – zur Ausbildung neuer Sensitivitäten führt; diese labilisierenden Sensitivitäten machen dann in einem weiteren Schritt neue Mechanismen zur Stabilisierung des Systems erforderlich usw.

Was den akuten oder chronischen Verlauf einer psychischen Störung als Kriterien unseres syndromatologischen Schemas betrifft, so scheint es sich von selbst zu verstehen, daß die Verlaufsformen „akut-chronisch" zu Unterscheidungsmerkmalen gemacht werden. Die Frage nach dem *formalen* Sinn dieser Unterscheidung stellt sich erst mit konkreter Deutlichkeit, sobald von „Persönlichkeitsstörung" – anstatt chronischer Verlaufsform – und von „Erlebensstörung" - anstatt akuter Verlaufsform – gesprochen wird.

Beim Versuch, dieses Begriffspaar „Persönlichkeit und Erleben" zu definieren, soll davon abgesehen werden, daß bisher der Ausdruck „Erleben" fast gleichbedeutend mit Bewußtsein ohne ausdrückliche Besinnung auf den methodologischen Standpunkt, den wir eingenommen haben, verwendet worden ist. Von nun an wollen wir darauf achten, daß Bewußtsein der Oberbegriff für Persönlichkeit und Erleben ist. Dies zeigt, daß uns die formale Betrachtungsweise sehr weit vom üblichen, vorwissenschaftlichen Verständnis dessen entfernt, was Persönlichkeit und Bewußtsein ist, und wie sich das Bewußtsein zum Unbewußten verhält; Bewußtsein soll folglich auch das in die Persönlichkeit integrierte Unbewußte mit einschließen – eine widersinnige Annahme? Es handelt sich nur scheinbar um einen Widerspruch, der sich einem deshalb so leicht aufdrängt, weil die etwas unglückliche Begriffsbezeichnung „Unbewußtes" den absoluten Gegensatz zum Bewußtsein suggeriert, der in der Psychoanalyse postuliert wird, ungeachtet des Umstands, daß das Unbewußte ähnlich wie das Bewußtsein strukturiert ist. Das Unbewußte ist kein „Nicht-Bewußtsein", sondern lediglich ein anderes, ein Vorbewußtsein.

Wir sind es gewöhnt, die geschichtlichen Zusammenhänge als die sich in bestimmten Ereignissen ausdrückende Verknüpfung von Ursachen und Wirkungen anzusehen, und von daher neigen wir dazu, uns die Geschichte als etwas materiell Gegebenes, irgendwie Greifbares vorzustellen. Tatsächlich gibt es aber Geschichte nur als Bewußtseinsphänomen, ihr Sein ist auf das Denken angewiesen und hört damit auf. Ganz ähnlich ist auch die Geschichte des Individuums, die wir in ihrer Auswirkung auf das aktuelle Erleben als „Persönlichkeit" bezeichnen, nur im Bewußtsein – einschließlich dem Vorbewußten – anzutreffen. Persönlichkeit kann sich zwar in der körperlichen Haltung, in Gesten oder in der Mimik ausdrücken, der Leib ist aber ebensowenig der „Sitz" der Persönlichkeit, wie irgendein anderer „Ort" außerhalb des Bewußtseins der Persönlichkeit zum Aufenthalt zugewiesen werden kann. Außerhalb des Bewußtseins gibt es keine Persönlichkeit. Als Bewußtseinsphänomen beansprucht sie zwar einen besonderen Status, weil sie im Unterschied zu den gewöhnlichen Erlebensgegenständen sowohl objektiver als auch subjektiver Natur ist, sie überschreitet diesen Rahmen aber nicht. Bewußtsein ist dagegen mehr als Persönlichkeit und erstreckt sich darüberhinaus auch auf die „äußere" Welt. Der Bewußtseinsbegriff ist infolgedessen umfassender als der Persönlichkeitsbegriff; er ist der Oberbegriff für Persönlichkeit und Erleben.

Persönlichkeit als einmalige Ausprägung eines geschichtlich-inhaltlichen Kontinuums ist gleichzeitig der formale Ausdruck der – den kontinuierlichen Wechsel der unablässig ineinander übergehenden Antriebe überdauernden – Subjekt-Objekt-Ordnung des Bewußtseins mit seinen Konkretisationen im Gedächtnis und den allgemeinen Reaktionsbereitschaften. Persönlichkeit ist inhaltlich Kontinuität in strenger struktureller Ordnung.

Diese Klarstellung, die auf die gemeinsame Strukturierung der bewußten und unbewußten psychischen Vorgänge in der Persönlichkeit Bezug nimmt, ist übrigens geeignet, die Relativierung zu begründen, die der juristische Vorsatzbegriff bezüglich der Grenzlinie zwischen Bewußtsein und Unbewußtem impliziert. Der juristische Vorsatz setzt nicht das explizite Wissen seiner Inhalte voraus; das aus der Handlung selbst zu erschließende implizite Wissen um die Handlungszwecke — ein strukturiertes Unbewußtes also — genügt der Definition.

Bockelmann (1980) zitiert in diesem Zusammenhang *Max Webers* „gemeinten Sinn", in dem „das reale Handeln . . . in der großen Masse seiner Fälle . . . " verläuft, nämlich „in dumpfer Halbbewußtheit oder Unbewußtheit . . . Nur gelegentlich wird . . . ein (sei es rationaler, sei es irrationaler) Sinn des Handelns in das Bewußtsein gehoben." Dieser Sinn leitet sich ab aus dem in der Persönlichkeit gewährleisteten Sinnzusammenhang des ganzen Erlebens, für das der einzelne auch zutreffenderweise verantwortlich gemacht werden kann.

Die Form der Persönlichkeit tritt als Bewußtes abstrakt hervor, wenn die in Differenzierung und Integrierung gegenläufige Funktion des Erlebens ihrerseits zum Gegenstand des Erlebens gemacht wird: einerseits Auffächerung und Vertiefung der Objektwelt, andererseits deren — wie neue — Stabilisierung in einem Subjekt, das die Einheitlichkeit der Objektwelt garantiert, indem es mit sich selbst identisch bleibt und das Erleben stabilisiert. Die Vereinheitlichung im Sein (Bewußtsein) — es handelt sich um jenes Sein, das nach *Wittgenstein (1964)* an die Stelle des dualistischen Haben treten soll: „die Welt und das Erleben sind eins!" „Ich bin meine Welt!" — bedeutet insofern den Ausschluß der Zeitdimension, als sie den „Anfang" lebendig mit dem „Ende" verbindet, was bedeutet, daß der absolute Gegensatz beider Begriffe als eine aus didaktischen Gründen erforderliche, bloße Abstraktion erscheint, die an dieser Stelle in ihrem „Wirklichkeitsgehalt" relativiert werden muß: Jeder Anfang ist auch schon Ende, jedes Ende ist auch noch Anfang.

Die Inhaltsqualität des Persönlichkeitsbegriffes beruht auf seiner im Erleben gegebenen Abhängigkeit von Antrieben, die mit dem geschichtlich-dynamischen Werden, mit der Psychogenese der Person, verbunden sind. „Persönlichkeit" in ihrer Einheitlichkeit stellt so die — Zeitbestimmung wie Vergangenheit/Gegenwart im Subjekt aufhebende — diachrone Seinsform dar, die — objektiv gesehen — als die strukturabhängige Zusammenfassung von chronologisch geordneten Ausfächerungen geformter Antriebe in ein und demselben Subjekt zu begreifen ist.

Die Idee einer strukturierenden Aktivität des Individuums zwischen Sein und Werden besagt, daß der einzelne die Wirklichkeit nicht einfach so, wie sie ganz unabhängig von ihm gewöhnlich vorgestellt wird, fertig antrifft und passiv auf sich einwirken läßt. Es spricht zwar alles dafür, daß die gegensätzliche Auffassung des menschlichen Geistes als einer „tabula rasa", mit der *Aristoteles* zum Ausdruck bringen wollte, daß das individuelle Bewußtsein die Außenwelt so eingeprägt bekommt wie eine Tafel die Schriftzüge eines unabhängigen Urhebers, auch heute — im Zeitalter der Soziologen — noch weitaus mehr Anhänger hat als diese das Individuum in den Mittelpunkt stellende „Aktivitätshypothese". Man macht — hinter die Rousseausche Unterscheidung zwischen natürlicher und moralischer Ungleichheit der Menschen zurückgehend — die Gesellschaft für alles „verantwortlich" und versteht das sozial definierte Individuum gerade noch als Träger von „Engrammen".

Bekanntlich waren es die großen englischen Empiristen, die dieser Vorstellung einer unbeschriebenen Tafel als Bild für den menschlichen Geist zum Durchbruch verholfen haben. Die modernen Lerntheoretiker berufen sich auf einen Satz von *John Locke*, wonach es – ganz in diesem Sinne – keine angeborenen Ideen gibt. Die äußere Erfahrung ist das Primäre, denn „nichts ist im Intellekt", so *Locke*, „was nicht zuvor in den Sinnen war". Die Nachfolger *Lockes*, insbesondere *David Hartley*, der Begründer der Assoziationspsychologie, bis hin zu den Neo-Behavioristen, haben diese Auffassung verabsolutiert. Nach bestimmten assoziativen Gesetzmäßigkeiten übt die – absolut gesetzte – Welt des Erfahrbaren, die äußere Wirklichkeit, auf die subjektive Anlage des einzelnen denjenigen erfüllenden Einfluß aus, dem es zuzuschreiben ist, daß wir später im Geist die ihm von außen vermittelte Ordnung der unterschiedlichen Inhalte antreffen. Da sich die Assoziationen ohne die Möglichkeit eines aktiven Eingreifens von Seiten des Erlebenden nach Maßgabe der strengen äußeren Kausalität mechanisch ergeben – in ihrer Verknüpfung erzeugen sie gewissermaßen das seiner Natur nach passive Subjekt – , ist der einzelne durchgehend determiniert und in dem, was er wird, ganz von seiner Umgebung abhängig. Die Verbreitung dieses Gedankens ist besonders in den Ländern groß, in denen auch die moralisch-tabuisierte Vorstellung von der ursprünglichen Gleichheit aller darauf zurückgeführt und erwartet wird, daß sich mit den materiell-gesellschaftlichen Existenzgrundlagen auch das – passiv verstandene – Bewußtsein als solches verändern lasse. *Piaget (1973)* war nicht der erste, der dieser Idee in ihrem Grundgehalt widersprochen hat; er ist indessen der erste, der in der Nachfolge *Kants* die wissenschaftliche Basis für die Annahme der primär strukturierenden Aktivität des Erlebenden als Grundtatbestand des Bewußtseins erarbeitet und ihr weltweit Geltung verschafft hat. Damit ist zugleich die als „Anlage-Umwelt-Problem" bekannte alte Streitfrage in entscheidender Weise relativiert worden: Indem die gegenseitige Bedingtheit von Anlage und Umwelt ins Blickfeld trat, wurde deutlich, daß wissenschaftlich zumindest kein Anlaß für jenen Fortschrittsoptimismus bestand, der alle Probleme im materiell-gesellschaftlichen Bereich lösen zu können wußte.

Kehren wir zur Idee der strukturierenden Aktivität des Individuums und zum strukturalistischen Ansatz zurück, so ist auf *Noam Chomsky (1973)* zu verweisen, der von einer „angeborenen Fähigkeit" zum Theorienbilden spricht. Er behauptet, „daß unsere mentale Konstitution es uns gestattet, zu einem Wissen über die Welt zu gelangen, soweit unsere angeborene Fähigkeit, Theorien zu bilden, nun einmal gewissen Aspekten der Struktur der Welt entspricht". *Chomsky (1973)* verlagert somit das Rätselhafte dieser Koinzidenz in eine – als Entsprechung interpretierte – Wiederholung von Gleichartigem. Wir meinen mit *Wittgenstein (1964)*, daß diese angeborene Fähigkeit in einem noch viel engeren Verhältnis zu jener Struktur der Welt steht, als hier in dem Bezug auf eine bloße Entsprechung von Aspekten zum Ausdruck kommt: Es ist die Fähigkeit des Menschen, nicht nur am Sein, sondern auch am Bewußtsein teilzuhaben.

Wie dem auch sei, auf eine primär strukturierende Aktivität des erkennenden Subjekts mit der ganzen Tragweite dieses Gedankens hat erstmals *Kant* in aller Klarheit aufmerksam gemacht. Da die dem Subjekt vermittelten Sinneseindrücke ihre Ordnung unmöglich mitbringen können, bleibt für die Herkunft dieser Ordnung nur die Annahme einer aktiv endogenen Strukturierung in den Anschauungsformen von Zeit und Raum. Ohne diese Strukturierung von innen wären wir einem Chaos ausgeliefert, und ohne die Gleichsetzung dieser objektiven Ordnung des Bewußtseins mit der Wirklichkeit müßten wir mit *Berkeley* zu der Schachtelvorstellung gelangen, daß sich die ganze Welt im Kopf des Erlebenden abspielt.

Chomsky (1973) betrachtet es als vernünftig anzunehmen, „daß die unbekannten Strukturen des Gehirns, die auf der Basis der uns verfügbaren begrenzten Daten Sprachkenntnisse liefern, die Idee strukturabhängiger Operationen in sich selbst besitzen". In der Tat läßt sich diese Abwehr vom Gedanken der „tabula rasa" auch empirisch belegen. Damit ist nicht das Scheitern jener naiven Versuche der Behavioristen, den Intelligenzquotienten beliebig anzuheben, gemeint, sondern der Umstand, daß es allen Bemühungen zum Trotz nicht gelungen ist, den menschlichen Spracherwerb auf eine passive Aufnahme von Außeneinflüssen zu reduzieren. Ein Kind, das sprechen lernt, tut dies in einer Umgebung, die gewöhnlich nur darauf achtet, ob die sprachlichen Äußerungen inhaltlich zutreffen, so daß also ein Pferd auch wirklich als Pferd und nicht etwa als Haus bezeichnet wird. Die formale – grammatikalische – Richtigkeit der sprachlichen Äußerungen wird dagegen weniger beachtet und dementsprechend auch weniger belohnt oder mißbilligt. Nach der Lerntheorie folgt aus dieser Beobachtung, daß die Kinder zwar inhaltlich zutreffend – wahrheitsliebend – aber grammatikalisch unzureichend sprechen lernen. In Wirklichkeit verhält es sich gerade umgekehrt: Kinder lügen oft und sie erlernen allmählich sehr wohl die grammatikalischen Grundlagen der Sprache.

Noch überzeugender wird die Aktivitätstheorie durch das Ergebnis eines Experiments von *Bower (1977)* belegt, dem die Beobachtung zugrundelag, daß Neugeborene überraschenderweise über die Fähigkeit verfügen, nach einem Glöckchen zu greifen, wenn dies vor ihnen ertönt, auch wenn sie es nicht sehen. Zur Erklärung der Tatsache, daß diese Fähigkeit nach einigen Wochen wieder verlorengeht, daß also die auditiv-motorischen Koordinationen nicht stabil sind, wurde angenommen, daß es an der notwendigen Motivation fehlt. Die dagegen zu beobachtende Stabilität visuell-motorischer Koordinationen wurde darauf zurückgeführt, daß das Neugeborene optischen Reizen gegenüber die Möglichkeit einer aktiven Einstellung hat: es kann die Augen auf- oder zumachen, sehen oder nicht-sehen, je nachdem, ob der Reiz angenehm oder unangenehm ist. Hier kann seine Motivation aktiv intervenieren. Akustischen Reizen ist es dagegen passiv ausgeliefert; das einzige, was es diesbezüglich tun kann, ist, daß es sich dafür desinteressiert. Sein Desinteresse äußert sich dann in der Auflösung der ursprünglich aufgebauten auditiv-motorischen Koordination. Es gelang nun mit Hilfe eines Ultraschallgerätes, den Säugling auch hinsichtlich auditiver Reize in eine ähnlich „aktive" Position zu versetzen, wie sie beim Sehen von vornherein gegeben ist. Nachdem dies geschehen war, blieben die auditiv-motorischen Koordinationen stabil; die Fähigkeit, das läutende Glöckchen ohne Intervention des Gesichtssinnes zu ergreifen, blieb auch bei blinden Kindern erhalten.

Fassen wir zusammen, so ist noch einmal hervorzuheben, daß Strukturgesetzlichkeiten des Erlebens und Dynamik in einer Weise zusammengegeben sind, die es sinnlos macht, sie irgendwelchen Innen- oder Außenbereichen der Existenz zuordnen zu wollen. Der einzige für uns faßliche Außenbereich entsteht erst im Erkennen selbst, und er bleibt unwiderruflich auf das Bewußtsein beschränkt. Aktivität und Strukturierung bestimmen die Totalität des Erlebens in der Gegenwart der Persönlichkeit. Es handelt sich um den Sachverhalt, den *Wellek (1966)* meinte, als er feststellte: „Entwicklung ist, ontologisch gesehen, eine Relevation." Damit bezog er sich auf die – wie er es nannte – dialektische Versöhnung von Eleatimus und Heraklitismus durch *Hegel*, der sagte:

„Die Erscheinung ist das Entstehen und Vergehen, das selbst nicht entsteht und vergeht, sondern an sich ist".

Wir wiederholen: Persönlichkeits- und Erlebensstörungen sind gleicherweise Bewußtseinsstörungen, sofern die Konsequenzen der formal-inhaltlichen Dichotomie beachtet werden. Vom gewöhnlichen Verständnis der erörterten Begriffe Bewußtsein, Persönlichkeit und Erleben ausgehend, könnte kritisiert werden, daß hier nur eine Umbenennung von Begriffen stattfinde, bei der nicht einzusehen sei, daß das, was bisher als Bewußtseinsstörung gegolten habe, von nun an mit dem Etikett „Erlebensstörung" versehen werden solle; was den Ausdruck „Persönlichkeitsstörung" betreffe, sei ohnehin nicht zu erkennen, was sich in der Praxis ändere, wenn nun plötzlich eine Bewußtseinsstörung daraus gemacht werde. Es mag dahinstehen, ob in der psychiatrischen Alltagspraxis das Unterlassen feinerer begrifflicher Analysen keine Folgen hat. Wo es aber — wie hier — um interdisziplinäre Fragestellungen geht, liegen die negativen Auswirkungen dieses Unterlassens auf der Hand. Dies läßt sich sehr gut anhand des diagnostischen Begriffs „erlebnisbedingter Persönlichkeitswandel" verdeutlichen. Dieser Begriff, der auch juristisch viel Beachtung gefunden und erhebliche praktische Auswirkungen gehabt hat, geht auf *Venzlaff (1958)* zurück, der damit den dauerhaften Folgen außergewöhnlich belastender Erlebnisse Rechnung getragen hat. Wird das zwischen den Begriffen Erleben und Persönlichkeit bestehende Wechselverhältnis beachtet, dann ist klar, daß hier, ganz ähnlich wie in der Psychoanalyse, die — dualistische — Meinung zugrundeliegt, ein Erlebender als für sich bestehende Substanz könne normalerweise über seine Erlebnisse als etwas von ihm Gesondertes verfügen, und im Krankheitsfalle könne er das nicht mehr. Zwischen Erlebendem und Erlebnissen besteht das Verhältnis von Substanz und Akzidenz; die Anhänger der dualistischen Lehre behaupten nämlich, der Erlebende *hat* seine Erlebnisse, wohingegen es — monistisch — heißt: Der Erlebende *ist* seine Erlebnisse.

Aus monistischer Sicht folgt aus dem, was Erleben ist, daß erlebnisbedingter Persönlichkeitswandel das Normale ist, das, was ständig und überall stattfindet, keinesfalls aber die pathologische Ausnahme. Die strukturell gegebenen Grenzen dieses Wandels können als Voraussetzungen des Erlebens vom Erleben her nicht aufgehoben werden. Aus diesem Grunde ist es falsch, einen erlebnisbedingten Persönlichkeitswandel als pathologische Veränderung anzunehmen, und es stellt — im Hinblick auf das zwischen den Begriffen Erleben und Persönlichkeit definitionsgemäß bestehende Wechselverhältnis — eine Tautologie dar, von „erlebnisbedingtem Persönlichkeitswandel" zu sprechen. Die — zur Persönlichkeit wesensmäßig gehörende — Offenheit ist nirgends sonst als im Bewußtsein mitsamt seinen vorbewußten Anteilen gewährleistet, und nur da findet das Erleben seinen Zusammenhalt. Daher besteht nur dort ein wirklicher Anlaß zu einer diagnostischen Hervorhebung, wo sich eine Persönlichkeit nicht mehr voll erlebensbedingt wandeln kann, denn dann wird die Entwicklung durch pathologische Faktoren gestört.

Wir haben mit diesen Bemerkungen in eine Diskussion eingegriffen, bei der traditionellerweise ein „statisches" einem „dynamischen" Persönlichkeitsverständnis entgegengesetzt wird. Die Anhänger der dynamischen Auffassung, wonach in der fortwährenden Änderung der Persönlichkeit eine Art dialektischer Prozeß zum Ausdruck kommt, in dem nur das inhaltliche Moment des dynamischen „Akts" zählt, beziehen sich auf den von *Langelüddeke u. Bresser (1976)* zitierten Ausspruch Heraklits, daß niemand zweimal den Fuß in den gleichen Fluß setzen kann. Dazu hatte *Wellek (1966)* bemerkt, daß auch niemand zweimal den gleichen Fuß in einen Fluß setzen kann. Wo sich selbst der Fuß in ständigem Wandel befindet, wird niemand viel für die Stabilität der Persönlichkeit geben. Dies ist aber weder die Ansicht von *Wellek (1966)* noch diejenige von *Langelüddeke u. Bresser*. Beide Autoren bestreiten zwar nicht die offenkundige Faktizität eines Wandels, doch wird dessen Bedeutung entscheidend relativiert. *Wellek (1966)* sagt, daß Fuß und Fluß in einem wesentlicheren — formalen — Sinn trotz des ständigen Wechsels ihrer materiellen Elemente — in der inhaltlichen Veränderung — die gleichen bleiben, und er bezieht sich dabei auf den alten Kruegerschen Strukturbegriff. Darin wird der traditionelle Gegensatz von beharrendem Sein und prozeßhaftem Werden aufgehoben, Sein und Werden als ein Ineinander, als 2 Aspekte ein und desselben Ur-Sachverhalts begriffen.

Eine große Rolle bei der Diskussion des Persönlichkeitsbegriffes spielte und spielt der — als Fortsetzung der elementaristischen Tradition der Psychologie zu verstehende — Versuch, bestimmte „Persönlichkeitsfaktoren" zu isolieren. Gegen diesen Versuch einer Quantifizierung der Persönlichkeit wäre vom wissenschaftlichen Standpunkt aus nicht nur nichts einzuwenden, sondern er wäre in höchstem Maße zu begrüßen, verlöre das Objekt dieser Quantifizierung nicht in eben dem Maße seine spezifische Form, in dem die Quantifizierung gelingt. *Sander (1958)* hat unter Bezug auf *Hofstätter (1940)* diesen strukturalistischen Einwand gegen die Faktorenanalyse erhoben und hinzugefügt, daß damit selbstverständlich nicht der hohe wissenschaftliche Wert dieses Ansatzes für bestimmte Fragen methodischer Art bestritten werden. Die Faktorenanalyse verfehlt indessen zusammen mit der behavioristischen und der reflexologischen Theorie typischerweise das Ganze. Sie stimmen mit der dialektischen Annahme überein, daß das Ganze als Synthese nur die Summe seiner Bestandteile darstellt. Diese Auffassung von der Persönlichkeitsentwicklung ist falsch, weil sie das Bewußtsein ausklammert und mit der Struktur den Aspekt der menschlichen Freiheit verfehlt.

Was den persönlichen Freiraum der existentiellen Sinnbestimmung betrifft, die in der Offenheit der Persönlichkeitsentwicklung gewährleistet ist, so ist im Sinne der Systemtheorie auf die relative kausale Unabhängigkeit offener Systeme von ihrem Anfangszustand zu verweisen. Dies wird im Prinzip der Äquifinalität zum Ausdruck gebracht.

Äquifinalität offener Systeme heißt nach *Bertalanffy (1972)*, daß der gleiche Endzustand von unterschiedlichen Ausgangszuständen, unterschiedliche Endzustände von ein und demselben Anfangszustand her erreicht werden können. Im Verlauf der Entwicklung treten die formalen Regelgrößen, die ihre eigene Wirksamkeit in die Regulation einbeziehen, als Systemdeterminanten immer deutlicher hervor. Sie stellen jenes wesentliche Moment der Entwicklung dar, dem es *Wellek (1966)* zuschreibt, daß trotz des Wechsels der zufälligen Elemente Fuß und Fluß in der Veränderung identisch bleiben.

In der relativen Unabhängigkeit von der Ausgangslage, welche die Persönlichkeit mit anderen offenen Systemen gemeinsam hat, kommt die — formal begründete — Selbstbestimmbarkeit als Ablösung von allen monokausal-deterministischen Modellen sehr deutlich zum Ausdruck. Diese Erkenntnis führte allgemein dazu, daß neuartige, relativistische Begriffe in die Wissenschaft eingeführt wurden. Sie sind an die Stelle der linearen Kausalmodelle getreten, die den Vorstellungen des 19. Jahrhunderts entsprochen haben.

Insofern im Bewußtsein der Anfang mit dem Ende der Entwicklung nicht in einer rein kausalen, mechanistischen, sondern in allen Teilen „lebendigen" Verbindung steht, entzieht sich das Ganze als offenes System im gleichen Sinne der Zeit, in dem es bei einem Wirbel z.B. nicht darauf ankommt, welche einzelnen Wasserpartikel gerade jetzt in den Strudel gezogen und danach wieder freigegeben werden. Der Vorgang, durch den der Einzelne dank einer ursprünglichen Aktivität zu Bewußtsein kommt, stellt sich im Verlauf der Ontogenese insgesamt und bei jedem Wachwerden als das Verschieben einer Art von „Licht-Schatten-Grenze" dar, die in beiden Richtungen höchst beweglich ist und das implizit Bewußte, Immanente, vom explizit Bewußten, Transienten, trennt.

So, wie Historiker aus dem Gang der Weltereignisse den geschichtlichen Zusammenhang als Bewußtseinsphänomen herstellen, so läßt sich auch dieser lebendige Zusammenhang zu einem Objekt reduzieren. Er zeichnet sich dann durch dieselbe strenge und eindeutige Ordnung aus, in der an einem Baum die Zweige auf den Ast und die Äste auf den Stamm folgen. Daß auf diese Weise der Zeitfaktor im Objektbereich interveniert, nimmt nicht Wunder, weil dieser Bereich ja im Sinne von Ursache-Wirkungs-Verknüpfungen determiniert sein muß, soll er überhaupt, wie dies der Fall ist, erkannt werden.

Ist die Realität der Gegenstände nach *Kant* eine Bewußtseinsqualität, so ist die Zeit in ihrem Verhältnis zum Bewußtsein also in der Tat eine bloße Anschauungsform. Sie ist nicht selbst etwas Objektives und existiert nicht aus sich heraus, sondern kraft der Tätigkeit des Bewußtseins, die der Tätigkeit der Historiker zu vergleichen ist. Diese Betrachtungsweise widerspricht allen Denkgewohnheiten, nach denen es selbstverständlich erscheint, daß der Erlebende sich in einer allen gemeinsamen Gegenstandswelt bewegt, von der er wie durch ein hauchdünnes, sozusagen hautenges „Vakuum" auf ewig getrennt ist, und über der als Verhängnis eine riesige Uhr schwebt.

Die Vorstellung der Welt als Phänomen des Bewußtseins besagt selbstverständlich nicht, daß die Gegenstände, soweit sie Realitätscharakter haben, etwa im Sinne von *Berkeley* dadurch entstünden, daß jemand sie erlebt, wie ja auch ganz allgemein das Bewußtsein als solches von einem bestimmten Einzelerleben unabhängig ist. Vielmehr ist dieser Realitätsstatus des Erlebens, wie *Kant* sagte, eine Bewußtseinsqualität insofern, als das Bewußtsein sich nicht etwa auf Objekte erstreckt, sondern objektiv ist; seine Eigenart besteht darin, daß das Objektive, Gesetzmäßige, in seiner Diskontinuität in ein typisches Spannungsverhältnis zur subjektiven Kontinuität, Einheitlichkeit, tritt. Mit den objektiven Diskontuitäten erkennen wir deren streng kausalen Zusammenhalt; der im Subjekt gewährleistete Zusammenhalt, das Identitätsbewußtsein bzw. die Einheitlichkeit des Erlebens, kann nicht in gleicher Weise kausal geschlossen sein, weil sonst dieses typische Spannungsverhältnis zwischen objektiver Vielfalt und subjektiver Einheit unvorstellbar wäre. So ist die Freiheit des Erlebenden als subjektive Voraussetzung jedweden Erkennen eine ebenso notwendige Annahme wie die der kausalen Geschlossenheit der Objektwelt.

Grundbedingung der subjektiven Freiheit ist jene ursprüngliche, strukturierende Aktivität des Einzelnen, auf die *Kant* hingewiesen hat. Dem Kind sprechen wir noch keine Freiheit zu, obwohl es hinsichtlich seiner Entwicklungsmöglichkeiten weniger festgelegt ist als der Erwachsene. Das Kind lebt naiv eingebettet in seiner Welt, die es in ihrer Notwendigkeit nicht erkennt. Die vorherrschende Immanenz seines Gegenstands- und Selbstwissens lassen sein Erleben noch als stark gebunden erscheinen. Persönliche Freiheit entsteht ontogenetisch mit dem fortschreitenden Erkenntniszuwachs als Abhebung von dieser Gebundenheit.

Wir haben für den Objektbereich des Bewußtseins das Bild vom Baum mit seinen Ästen gebraucht. Untersuchen wir die Vorstellung der in diesem Bereich wirksamen Zeit, dann ist es von erheblicher theoretischer und praktischer Bedeutung, daß die Zeit nicht wie eine beliebig reproduzierbare Größe eingreift. Gleichgroße Zeitspannen haben in unterschiedlichen Entwicklungsphasen niemals die gleiche Bedeutung. Aus der Verhaltensforschung wissen wir, daß manche äußere Einflüsse nur in ganz bestimmten, meist sehr kurzen Entwicklungsphasen wirksam werden und daß sie durch ihre Wirksamkeit das System als Ganzes für ähnliche spätere Einflüsse abriegeln. Man spricht diesbezüglich von „Prägung".

In der Entwicklungspsychologie wird in einem ähnlichen Sinn von „Kanalisierung" gesprochen. Im Hinblick auf diesen Kanalisierungseffekt lassen sich die ursprünglichen Entwicklungsbedingungen später auf keine Weise mehr reproduzierbar. *Alfred Adler* (zit. nach *Sperber 1971*) gebrauchte das Bild von den unendlich vielen Türen am Anfang der Entwicklung: Der Mensch muß sich von Stufe zu Stufe für eine bestimmte Tür entscheiden. Jede dieser Entscheidungen bedeutet, daß alle anderen Türen für immer unbenutzt bleiben. Erstaunlicherweise endet die schrittweise Kanalisierung, d.h. Festlegung, nicht in völliger Erstarrung, sondern in der im Bewußtsein verwirklichten Freiheit als Ergebnis der Einengung der objektiven Notwendigkeit, auf den als „Welt" bezeichneten Bewußtseinsbereich.

Um den Begriffen Differenzierung und Integrierung, mit denen wir die Entwicklung der Persönlichkeit im Erleben strukturtheoretisch vollständig erfassen, einen konkreten, psychologisch-psychopathologisch faßbaren Sinn zu geben, müssen die Rückwirkungen auf das Erleben beachtet werden: einerseits dessen zunehmende Rationalität, Abstraktionshöhe, andererseits die ständige Verfeinerung der Bedeutungsentnahme; einerseits diskursives Denken mit den Kriterien „richtig-falsch", andererseits Erlebensqualitäten mit den Merkmalen „unangenehm-angenehm", die vom heftigen Schmerzgefühl oder der panikartigen Angst bis zum ästhetischen Empfinden reichen und unmittelbar nur für den Erlebenden da sind. So kann dem differenzierenden Begriff als integrative Leistung die affektive Bedeutungsentnahme, die Intelligenz, dem Gemüt gegenübergestellt werden, wobei zu beachten ist, daß Denken und Fühlen nicht losgelöst voneinander gegeben, sondern in wechselnden Relationen aufeinander bezogen sind.

Die Richtung des Begreifens geht im Erleben auf den virtuell unbegrenzten Horizont der Gegenstände vor dem Hintergrund des bereits Erlebten. Der Rückbezug des jeweilig Objektivierten als besondere Figur vor diesem Hintergrund ist das, was wir als seine subjektive Bedeutung dem objektiven Begriff gegenüberstellen. Da Differenzieren — oder Begreifen — Zusammenhänge in Diskontinuitäten auflöst, trifft zu, daß *vor* dem Begriff nicht bestehen kann, und *Hegel* (zit. nach *Jaspers 1971*) hat also recht zu behaupten, daß es vor dem Begriff nichts Niet- und Nagelfestes gebe. Dem ist jedoch hinzuzufügen, daß *hinter* dem Begriff immer der Begreifende bestehen bleiben muß, weil sich das Erleben sonst in nichts auflösen müßte.

Es ist die Funktion des Begreifens, daß ein Bezugssystem durch das Einbringen neuer Daten in einem bestimmten, ontogenetischen Sinn verändert wird. Bei dieser Veränderung, die zu einer fortschreitenden Durchgliederung, Beweglichkeit und Relativierung des Erlebens führt, bleibt die Identität des Systems unangetastet. Durch diese Wechselbeziehung wird einerseits Auflösung, andererseits Erstarrung vermieden. Das integrative Prinzip schließt den Erlebenskreis, indem das Subjekt sich selbst und die sich in ihm in ihrer Gegenständlichkeit öffnende Welt in der einzig möglichen, nämlich einheitlichen Form erlebt. Diese begrifflich einheitliche Form ist neben der begrifflichen Beweglichkeit das Zeichen psychischer Gesundheit. Sie besagt, daß das erlebende Subjekt die Gegenstände seines immer tiefer unter die Oberfläche der Dinge und ihrer Zusammenhänge eindringenden Erlebens auf eine ihm unmittelbar gewisse Identität des eigenen Seins bezieht.

Zwischen Ausgangspunkt und Ziel der Ontogenese liegen die Entwicklungsstadien, deren Formen nach Abschluß der Entwicklung nur noch latent gegeben sind. Sie sind überformt. Zum Vorschein kommen sie erst dann wieder, wenn der Mensch − im Schlaf − träumt, oder wenn an Stelle des physiologischen Schlafs eine krankhafte Störung die „Substruktur" des Bewußtseins ganz oder teilweise wieder zum Vorschein kommen läßt. Der Schlaf-Traum-Zyklus und die Ontogenese sind daher die idealen Modelle, um den Gesetzmäßigkeiten des Strukturverlusts auf die Spur zu kommen.

Der Weg der Ontogenese ist, wie wir gesehen haben, der Weg vom impliziten zum expliziten Wissen. Mit der formalen Beschreibung dieses, als Strukturierungsfolge zu verstehenden Weges lassen sich ·alle möglichen Formen des Strukturverlustes vorwegnehmend erfassen. Für das Individuum ist die Bewußtseinsstruktur am Anfang seiner Entwicklung immanent, d.h., daß weder derjenige, der bewußt etwas wollen könnte, noch dasjenige, was bewußt gewollt werden könnte, im Erleben zur Stelle ist. Immanenz des Bewußten bedeutet z.B., daß das kleine Kind zwar seine beiden Beine benutzen kann, es weiß aber nicht, daß es zwei Beine hat. Dieses Wissen setzt unter anderem voraus, daß es den Zahlbegriff „zwei" entwickelt, erst dann wird aus dem immanenten Erleben das transiente Wissen, auf das für gewöhnlich der Bewußtseinsbegriff eingeengt wird, so, als ob das kleine Kind, das vorläufig mit den Beinen nur strampeln kann, ohne sie zu zählen, bewußtlos sei oder schlafe. Das immanente Selbst- und Gegenstandsbewußtsein des Erlebenden durchdringen einander gegenseitig am Anfang der Persönlichkeitsentwicklung. Der fehlenden Distinktion eigenständiger, realer Objekte im statu nascendi des „Außenbezirkes" des Erlebens entsprechen dabei auf der „Innenseite" bezüglich dieser „Urerlebnisse" Labilität der Bedeutungsentnahme und Gebundenheit an das Hier und Jetzt der Situation als besondere qualitativen Merkmale. Insofern das „Wollen" auf dieser Stufe noch in ganz hohem Maße „notwendig" ist, wird gelegentlich von einem „außengeleiteten" Wollen gesprochen, dessen hervorstechende Eigenschaften Trieb- und Dranghaftigkeit sind. Das Wissen wird in gleichem Sinn durch seine Situationsbezogenheit als „konkret" und „kasuistisch" gekennzeichnet. Beim „Begreifen" geht es tatsächlich noch um den auf ein konkretes, greifbares Ziel bezogenen Aufbau sensoriell-motorischer Koordinationen, effektiv um ein Hinlangen. Die zwei oder drei „Vorbegriffe", die ausreichen, um das erste Gegenstandsbewußtsein herzustellen, setzen in ihrer Konvergenz im Subjekt bereits eine Vereinheitlichung voraus, die physiologisch als eine funktionelle Überformung sensomotorischer Abläufe zu erklären ist. Es konnte nachgewiesen werden, daß hierbei schon sehr früh in der menschlichen Entwicklung neben dem taktilen auch das visuelle und auditive Sinnesgebiet aktiviert werden. Beispielsweise sind Säuglinge schon wenige Tage nach der Geburt in der Lage, einfache Ausdruckbewegungen (Herausstrecken der Zunge, Augenzwinkern . . .) nachzumachen, was entsprechende sensomotorische Verbindungen voraussetzt *(Bower 1977)*. In den ersten Monaten nach der Geburt haben die Dinge offenbar nur für den kurzen Moment ihrer sensoriellen Aktualität Wirklichkeitscharakter.

Die Permanenz der Gegenstandswelt – und damit auch diejenige des vorbewußten Subjektes – muß sich erst langsam entwickeln. Diesbezüglich lassen sich Schlüsse aus Beobachtungen ziehen, daß Säuglinge acht Wochen nach der Geburt imstande sind, sich an wiederholte Reize zu gewöhnen *(vgl. Mussen 1976)*. Von einem bestimmten Zeitpunkt ihrer Entwicklung an suchen sie nach Gegenständen, die zuvor in ihr Gesichtfeld gebracht und dann wieder daraus entfernt worden waren. Positive Gefühlsäußerungen als Anzeichen von Bedeutungserleben sind in dem sogenannten Erkennungslächeln vorhanden; die meisten Säuglinge sind im vierten Monat nach der Geburt in der Lage, ein Gesicht oder eine entsprechende Vorlage als Gesicht zu erkennen. Wenig später teilt der Säugling die Gesichter, mit denen er zu tun hat, in zwei Gruppen. Bei fremden Gesichtern erweitern sich seine Pupillen. Etwa vom siebten postnatalen Monat an wird Angst vor Fremden geäußert. Aus der Reihe von Einzeluntersuchungen zur Manifestation der im menschlichen Erleben vorhandenen Strukturierung sei abschließend noch auf die experimentelle Untersuchung von *Pigassou (1967)* verwiesen, der hinsichtlich der visuellen Integrierung gezeigt hat, daß sowohl die Intelligenz als auch die Affektivität bei dieser Entwicklung über verschiedene Integrationsstufen intervenieren.

Indem neben trieb- und dranghaften Entäußerungen allmählich auch Erlebensweisen hervortreten, die auf ein nicht mehr bloß notwendiges, außengeleitetes Wollen und auf ein bereits vom konkreten Bezug losgelöstes Begreifen schließen lassen, kann von einer Auflockerung der ursprünglichen Gebundenheit an das Hier und Jetzt der Situation ausgegangen werden. Durch die Auflockerung des – ursprünglich sehr starren – Spannungsverhältnisses zwischen Subjekt und Objekt werden im Erleben neuartige Gestaltungsvorgänge möglich. Der Erlebende kann nun seinen Standpunkt wechseln, d.h. er kann den gleichen Sachverhalt aus unterschiedlichen Blickwinkeln ins Auge fassen, wodurch das schließlich mögliche Erleben mit derjenigen Leichtigkeit und Reversibilität abläuft, die für höhere Abstraktionsleistungen erforderlich ist. Diese Potenzierung des Erlebens, die aus dem Erleben das Denken macht, wird dort besonders deutlich, wo der Erlebende sich selbst als Subjekt seines Erlebens in Betracht zieht. Eine solche „Objektivierung des Subjekts" bringt bemerkenswerterweise, soweit sie durchführbar ist, keine Gefahr für die Einheitlichkeit des Erlebens mit sich.

Eine Folge der Möglichkeit, sich gewissermaßen von außen zu erleben, dieses Wechseln von einem absoluten zu einem relativen Standpunkt, besteht darin, daß das Fühlen seinen bis dahin immanent gebundenen Charakter verliert. Das Fühlen wird nun ebenfalls „ausdrücklich", relativ. Die an dieser Stelle in der Loslösung vom allein bestimmenden Augenblick festzustellende Konturierung des Subjekts findet ihren phänomenologischen Ausdruck in jenem naiven Evidenzgefühl der eigenen Identität, das – unter normalen Verhältnissen – unverwechselbar im Erleben präsent ist. Auf dieses Evidenzgefühl verläßt sich der Mensch bei allem, was er empfindet und tut, so selbstverständlich, daß dieser Akt als Ausdruck seines Selbstbewußtseins ganz unbemerkt bleibt, und es bedarf erst einer gewissen gedanklichen Anstrengung, einer „Relativierung", um sich klar zu machen, was überhaupt mit diesem Evidenzgefühl gemeint ist. Die zeitliche Strukturierung des sich als stabil erweisenden Kontinuums der Persönlichkeit bewirkt hinsichtlich der affektiven Bedeutungsentnahme den Übergang von dem Stadium, in dem der Erlebende total in einem heftigen Schmerz, in panikartiger Angst oder intensiver Lust aufgeht, zu jenem der inneren Gelassenheit, Ataraxie.

War der Erlebende vor dieser Entwicklung der starr polarisierenden Auswirkung seiner Affekte unterworfen, so besagt die nunmehr eingreifende „freie" Gestaltung des Erlebens, daß auch die Gefühle in dem Maße, in dem sie ihren immanent subjektivistischen, naiv-egozentrischen Charakter verlieren, ausdrücklich, „persönlichkeitsbezogen" werden. Sie haben einen großen Teil ihres unmittelbar, hier und jetzt, das Verhalten bestimmenden Einflusses verloren. Diese — auf das enge Hier und Jetzt bezogene — Alles-oder-Nichts-Einstellung ist das phänomenologische Merkmal jener starren Egozentrik, die das Erleben auf der Stufe des immanent Vorbewußten hat.

„Fühlen" als Wirkung der vereinheitlichenden Stabilisierung des Erlebens und der Erlebensintegrierung in einer Persönlichkeit ist also viel mehr als jene einseitig-ichgerichtete Verabsolutierung, an die wir insbesondere im gerichtspsychiatrischen Zusammenhang denken, wenn von „Affekten" die Rede ist. Fühlen ist zwar in der Tat sehr oft eine derartige heftige Erlebensqualität, Fühlen kann aber ebenfalls transient werden, sich von der starren Bindung an ein immanentes Subjekt lösen und dadurch einen wesentlich weiteren Erlebensraum erfüllen. Vom dualistischen Standpunkt aus mag es paradox erscheinen, daß das Erleben um so mehr die Dimension der Tiefe erhält, je differenzierter — d.h. gegenstandsangepaßter, objektnäher — es wird, denn wer Innen und Außen nur als objektiven Gegensatz begreift, der neigt dazu, „seelische Tiefe" als ganz besonders „ich-nah", subjektiv anzusehen; von daher stammen auch viele vorwegnehmende Begriffbildungen wie „Gefühlsgrund" oder „Persönlichkeitskern", denen ein naiv objektiviertes „Raumverständnis" zugrunde liegt. Wird unter Bezug auf den Strukturiertheitsgrad von einem Zustand hoher Integration gesprochen, dann ist also keinesfalls das Vorherrschen eines starken Affektes im Erleben gemeint. Die Integrationsleistung, die jene nahezu affektlose Ichbezüglichkeit des Erlebens trägt, die Voraussetzung abstrakter Denkoperationen ist, ist höher als jene bei einem heftigen Schmerzerleben, Panik oder intensiver Lust: bei starkem Schmerz wird objektiv nur sehr wenig gefühlt und — als auf das Ich bezogen — erlebt. Es handelt sich hierbei um eine affektive Bedeutungsentnahme, die zwar intensiv, aber nur nach Maßgabe ihrer geringen Durchgliederung integriert ist. Beim Schmerzgefühl nähert sich der Erlebende funktionell wieder der unterschiedslosen Geschlossenheit der immanenten Subjekt-Objekt-Einheit an.

Das Ich, das für die Einheit des Erlebens steht, bleibt auch nach dem qualitativen Sprung von der Immanenz zur Transienz des Bewußtseins das Zentrum der Erlebensbezüge, es stellt aber nicht mehr das Zentrum der Welt dar. Damit ist ein Entwicklungsstadium erreicht, bei dem nicht Ich und Welt, wohl aber Subjekt und Objekt in bewußtem, ausdrücklichem Gegensatz zueinander gedacht werden. Das in seiner Einheitlichkeit auf ein Zentrum hin stabilisierte und in seiner Öffnung auf die Welt durchgliederte Erleben, dessen System die Persönlichkeit ist, hat nun einen allen gemeinsamen kulturellen Raum geschaffen, dessen Medium die Sprache ist.

Die Grundprobleme der Sprachwissenschaft haben soviel mit den methodologischen Implikationen, die uns beschäftigen, zu tun, daß zumindest kurz auf dieses sehr auffallende Faktum eingegangen werden soll. Wie Sprache auch immer definiert wird, sie ist jedenfalls geformter Antrieb, ist ein Bewußtseinsphänomen. Als solches hat sie Anteil an der Spannung zwischen Sein und Werden und entspricht einem Definitionsmerkmal der Persönlichkeit darin, daß sie als offenes System „Vergangenheit und Zukunft als untrennbare Strukturelemente" *(Tynjanow u. Jakobson 1966)* enthält. Man kann dies auch anders ausdrücken und sagen, daß hier das Sein — die Synchronie der Sprache — als Struktur durch den Antrieb im Werden Diachronie zum Ausdruck bringt. „Sprache lebt und entwickelt sich", sagt *Levi-Strauss (1978)* „als kollektives Schaffen". Eine derartig kollektiv-individuelle Kontinuität ist nur im Bewußtsein möglich; es handelt sich um die in der Systemkohärenz des Bewußtseins verwirklichte Verbindung zwischen dem Subjekt des Bewußtseins und einer besonderen Gruppe von „Objekten", die zusammen die Sprachgemeinschaft bilden und befähigt sind, durch Austausch von Wörtern einen Sinn herzustellen. In dieser strukturellen Verbindung wird die „Antinomie zwischen der Kultur als einem Kollektivum und den Individuen, in denen sie sich verkörpert" *(Levi-Strauss 1978)* aufgelöst. Die Doppelbestimmung der Sprache als kollektives und — im gleichen Ausmaß — individuelles Phänomen besagt, daß die ihr zugrundeliegende Bewußtseinsstruktur monistisch ist. Dem Sprecher und dem Hörer braucht nicht das gleiche bewußt zu sein, sie haben aber das gleiche Bewußtsein.

In diesem Zusammenhang wirft die Sprache ein weiteres Licht auf das Verhältnis zwischen Bewußtsein und Unbewußtem. Obwohl Sprache ein Bewußtseinsphänomen ist, liegen „fast alle linguistischen Verhaltensweisen auf der Ebene des unbewußten Denkens". Dieses Unbewußte, von dem *Levi-Strauss (1978)* spricht, stellt offenbar etwas ganz anderes dar als das *Freudsche* Unbewußte, denn es ist logischerweise in seiner Struktur vom Bewußtsein gar nicht verschieden. Daß die Verhaltensweisen unbewußt sind, hat strukturell nicht die geringsten Auswirkungen; der einzige Unterschied, der hier zwischen bewußt und unbewußt gemeint sein kann, betrifft den Antrieb, und er besagt, daß diese Verhaltensweisen einem, mehreren oder möglicherweise allen Erlebenden vorläufig noch nicht bewußt geworden sind. Es handelt sich um den Unterschied zwischen Immanenz und Transienz, von dem wir ausgegangen sind.

Sprache ist strukturell als System von Werten und Zeichen von der Tätigkeit des Einzelnen unabhängig, obwohl sie in ihrem diachronen Charakter die motorisch-sensorielle Aktivität von Individuen voraussetzt. Entsprechend ihrer Doppelbestimmung als Wert und Zeichen, anders ausgedrückt als Bedeutung und Gegenstand, ist sie — wie das Erleben — kausal nur insoweit zu erklären, als sie objektiv ist, darüberhinaus ist sie ihrem Wesen nach Sinn.

Mit dem Spracherwerb bekommt der Erlebende in der Verfügungsgewalt über distinkte Zeichen ein Werkzeug, das ihm den soziokulturellen Raum als seine Welt erschließt. Der Gebrauch des Wortes erspart es dem Sprechenden, sich zum Ort des Erlebens hinzubegeben; das Wort, die Sprache haben somit eine motorische Entlastung zur Folge. In dem Maße, in dem das Gegenständliche bezeichnet und damit festgestellt wird, wachsen der Bewegungsraum und die Beweglichkeit desjenigen, der sich der Bezeichnungen bedient. Mit den Bezeichnungen, z.B. den Zahlwörtern, wird der Erlebende von der Fall-zu-Fall-Notwendigkeit der ganz konkreten Nähe zum Gegenstand freigestellt, in der jede Entwicklung ohne Rücksicht auf vorausgegangene Erfahrungen immer wieder am gleichen Ausgangspunkt beginnen muß. Objekt und Subjekt erhalten nunmehr im Abstraktionsraum der Begrifflichkeit eine logische Funktion, die sie der Sinngesetzlichkeit unseres Erlebens einordnet. Dies ist aber nur eine Umschreibung für den Realitätsstatus des Bewußtseins als Endziel der menschlichen Entwicklung von der Immanenz zur Transienz. Im durchstrukturierten Erleben werden nicht mehr einseitig die Wünsche des Erlebenden berücksichtigt. Dieses entwickelte Erleben ist vielmehr derart gemeinschaftsbezogen, daß darin den Interessen des einzelnen am besten gedient ist, wenn gleichzeitig den Interessen der anderen Rechnung getragen wird. Dies ist aus systemtheoretischer Sicht – nach *Kaplan (1972)* – als Grunderfordernis irgendwelcher moralischer Regeln für die Gesellschaft herausgestellt worden.

Wenden wir uns nun dem zweiten Modell, dem Schlaf-Traum-Zyklus zu, so können wir uns *Jaspers (1965)* anschließen, der den Schlaf folgendermaßen beschreibt: „Was gedacht, gefühlt, wahrgenommen, vorgestellt wird, entgleitet und entgleist, verschmilzt, geht in Verwirrung über, während zugleich eine unerhörte Weise des Erlebens, tiefe Bedeutungen, Gegenwärtigkeit des Unendlichen erfahren werden können. Die eigene Tätigkeit versinkt im Hinnehmen und Hingabe, bis trotz Einheit des Bewußtseins das Ich-Bewußtsein sich auflöst."

Diese zyklische Erlebensveränderung stellt sozusagen eine totale Liquidation der transienten Bewußtseinsanteile dar. Dem Erleben wird mit der Wachheit der Antrieb entzogen, der zu seiner Strukturierung erforderlich ist; so geht beispielsweise mit der diachronen Struktur das Erinnerungsvermögen weitgehend verloren. Schlaf ist also primär nicht Strukturverlust, sondern Aktivitätsverschiebung. Der auch im Schlaf weiterhin vorhandene Antrieb, der die lebenswichtigen Funktionen aufrechterhält, reicht darüberhinaus von Zeit zu Zeit für eine niedrige Strukturierung des Erlebens aus. Dieses primitive Erleben ist – wie gesagt – so wenig strukturiert, daß es nur sehr mühsam oder gar nicht erinnert wird. Dennoch ist die Beschäftigung mit dem Traum sehr weit verbreitet und in den letzten 30 Jahren zu einem bevorzugten Forschungs-gegenstand geworden. Im übrigen ist an das Interesse der Psychoanalyse für den Traum zu erinnern, ein Interesse, das allerdings fast ausschließlich den Traumsymbolen gilt.

Ey (1963) hat den Traum als Erlebnis bezeichnet, weil auch in den Deformationen des Traums immer noch das subjektiv-objektive Grundmuster des Bewußtseins durch-scheint. Zwar ist das Subjekt dieses Erlebens nicht einheitlich und höchst labil, es ent-nimmt aber Bedeutung, im Alptraum sogar so intensiv, als handele es sich um die elementare Angst, die adäquaterweise das Erleben der Ich-Auflösung, des Subjekt-zerfalls, begleitet. Dieses Beispiel zeigt zugleich, daß das Erleben im Traum auch noch eine Objektseite hat, hier die implizite Wahrnehmung des Verlusts der Ich-Grenzen im Rahmen eines z.T. transienten Szenariums, das mehr oder weniger zufällig ist.

So wie auf der Subjektseite Stabilität und Einheit des Erlebens fehlen, so fehlt den geträumten Gegenständen die kausalgesetzliche oder logische Distinktion. *Conrad (1960)* sprach diesbezüglich von einer „protopathischen" Veränderung des Erlebnis-feldes mit dem Verlust der Distanz von Ich und Welt und der Erfahrung einer passiv-unfreien Existenzform.

Sofern der vorbewußte Charakter der Symbole einer Bestätigung bedarf und unter-sucht werden soll, was Symbole sind, ist auf die eminent symbolhafte Qualität des Traums zu verweisen. Seine Inhalte sind äußerst beziehungsreich und erscheinen in ihrer Vieldeutigkeit affektiv besonders „geladen". Obwohl die begrifflichen Grenzen der Symbole undeutlich sind, bekommt das Erleben mit der Symbolverwendung doch Zugang zum soziokulturellen Raum. Symbole sind der entwicklungsgeschichtlich früheste Hinweis auf das Auseinanderrücken von Ich und Weltzentrum im Erleben, denn Sie üben bereits eine gewisse kollektiv-interindividuelle Wirkung aus, auch wenn ihnen noch die klare Mitteilbarkeit sprachlicher Zeichen fehlt. Das Symbol ist nie für den Erlebenden allein da, es soll zwischen primordialem Ich und primordialer Welt vermitteln.

Zur symbolischen Funktion gehören nach *Piaget (1973)* auch die gestische Mimik und das symbolische Spiel. Schemata, die das Kind im motorischen Bereich ausgebildet hat, werden im Symbolgedanken zu Anknüpfungspunkten für das egozentrische Assimilieren der Gegenstandswelt — jener ersten, frühen Form des Realitätskontaktes. Der Akzent liegt bei dieser Aktivität des Kindes auf dem integrativen Strukturierungsprinzip, auf der immer noch vorrangig von den eigenen Bedürfnissen bestimmten affektiven Bedeutungsentnahme, nicht dagegen auf dem Strukturierungsprinzip der differenzierenden Versachlichung. *Piaget (1973)* nennt dies das Dominieren der Assimilation über die Akkomodation, deren Wirksamkeit „dezentralisierend" ist, weil sie den Erlebenden schrittweise von seiner ursprünglichen, spontanen Egozentrik befreit.

Das Aufscheinen dieser frühen Grundstruktur des Erlebens beim Erwachsenen zeigt im Wacherleben eine Störung an, wofür als Beispiel in besonders einleuchtender Form von *Bodenheimer (1977)* der Exhibitionismus angeführt worden ist. So wie im Traum eine Vielzahl von Symbolen für das erigierte männliche Glied stehen kann, so ist beim Exhibitionisten der Phallus ein besonders wirksames symbolisches Mittel, um in der Kommunikation mangelndes Selbstbehauptungsvermögen zu ersetzen. Wie *Bodenheimer (1977)* zeigte, tritt beim Exhibitionisten die symbolische Kraft des Phallus an die Stelle der Symbolfunktion, die normalerweise die Augen in der Situation der Begegnung haben. Der Exhibitionist hält den Blick des anderen nicht aus, er schlägt die Augen nieder; er triumphiert aber über den anderen dann, wenn das von ihm präsentierte, stärkere Symbol den Blick des Gegenüber fängt.

So schwankend der Boden auch immer ist, auf dem im Symbolerleben mitmenschliche Verständigung erzielt wird, so bekommt auf diese Weise mit dem Ich die Gegenstandswelt des Erlebenden doch ein eigenständiges, erstes Relief. Dieses Ich, das sich einem schemenhaften Horizont von Gegenständen gegenüber abzuzeichnen beginnt, ist noch nicht zu einem klaren Wissen in der Lage; es artikuliert sich vielmehr in einem Ahnen, das als eine Art „analogen" Wissens beschrieben werden kann. Darunter ist zu verstehen, daß beispielsweise das Symbol „Blut", das bei jemand zum Auftreten einer Ohnmacht geführt hat, als Modalität des Erlebens in gewissermaßen dinglicher Beziehung zu dem steht, was es ausdrückt. Der konkrete Charakter des Symbolerlebens ist also besonders augenfällig. Der geringe Strukturiertheitsgrad dieses Erlebens äußert sich in phänomenologischer Hinsicht in der stets fehlenden Affektneutralität: Das Symbolerleben ist regelmäßig mit einer starken affektiven Spannung verbunden, die den Erlebenden an das Hier und Jetzt seiner Aktionswelt fesselt.

Auf ähnliche Weise entspricht auch das sogenannte Wunschdenken dieser Subjektivierungsneigung, aus der heraus es ein Für-wahr-Halten gibt, bei dem richtig ist, was gefällt. Ähnliche Qualitäten zeigen das kindliche Spielen und Tagträumereien. Entwicklungspsychologisch sind sie das Kennzeichen des sog. „kindlichen Realismus", dem das Phantasiebewußtsein zugeordnet wird. Der vorbewußt Erlebende gestaltet seine affektiven Bedürfnisse in der weitgehend egozentrischen Phantasie in märchenhafter Form; er stattet seine Erfindungen mit magischen Kräften aus, die es ihm erlauben alle Schwierigkeiten der realen Existenz auf einfache Weise hinter sich zu lassen. Anders als im Traum bleibt das Ich des Phantasierenden aber kein passiver Zuschauer seines Theaterstücks. Es kennt seine Situation und ist jederzeit in der Lage, von seinen gegenständlichen Erfahrungen den passenden Gebrauch zu machen, um den gegenständlichen Strukturierungsprinzipien des Bewußtseins augenblicklich Geltung zu verschaffen.

4 Das Erscheinungsbild der krankhaften Bewußtseinsveränderung und die formale Methode der Verantwortlichkeitsbeurteilung

Die Psychiatrie sieht sich seit mehreren Jahren einer heftigen antipsychiatrischen Strömung ausgesetzt. Manche ihrer Kritiker gehen soweit, daß sie ihr kurzerhand die Daseinsberechtigung absprechen. Nach Abzug der Polemik bleibt genug, um die Psychiater zum Nachdenken zu veranlassen. Die Tatsache, daß hier das Kind mit dem Bad ausgeschüttet wird, besagt nicht, daß die Kritik insgesamt unsachlich und unberechtigt wäre.

Daß heute das Faktum der psychischen Krankheit — mit dem Blick auf die Schizophrenie — bestritten wird, ist für die ihres medizinischen Hintergrundes sichere Psychiatrie kein Grund für Betroffenheit. Wer behauptet, daß es psychische Krankheit nicht gäbe, hat noch nie ein Alkoholdelir gesehen. Grund für Betroffenheit besteht aber für jene Psychiater, die es geschehen ließen oder daran mitwirkten, daß der Krankheitsbegriff seines ursprünglichen, medizinischen Sinnes beraubt wurde. So wird beispielsweise Langeweile — eigentlich ein Zeichen psychischer Gesundheit — als psychische Krankheit diskutiert und therapiert — unter völliger Verkennung des Umstandes, daß sie nicht für die Person, sondern für die Situation symptomatisch ist. Aus welchen Gründen die Situation dieser „Patienten" auch immer unerfreulich ist, für das Wohlbefinden wäre es nötig, daß die Verhältnisse geändert werden. Oft ist es so, daß der Betreffende an seiner Situation nichts ändern kann; früher oder später kommt er zur Begutachtung oder in „Behandlung". Man fragt sich dann zu Recht, was beispielsweise Gruppentherapie soll, wenn einem die Schulden über den Kopf wachsen. Es kann auch so sein, daß der Wille zur Änderung fehlt, daß jemand sich aus falscher Rücksicht, Trägheit oder Gedankenlosigkeit nicht entscheidet. Die gesundheitlichen Beschwerden, für die von den Ärzten keine organische Ursache gefunden wird, sind dann in der Regel der Anfang einer „De-facto-Entscheidung". Sie ist nicht weniger klar, als es die verbal formulierte Entscheidung wäre. Ob die Schmerzen im Kopf oder im Rücken sitzen, spielt keine so große Rolle, wichtig ist, daß sie dem „Kranken" die Verantwortung für sein Handeln ersparen.

Leider leistet die Psychiatrie dieser Flucht aus der Verantwortung in großem Maßstab Vorschub, indem der — sozusagen sehr menschliche — Umweg über den symbolischen Ausdruck als „Krankheit" allen Beteiligten akzeptabel gemacht wird. Der mißverstandene Begriff des Unbewußten ist hier von großer Bedeutung: Da der Mensch nach der weit verbreiteten Annahme der Psychoanalyse für sein Unbewußtes nichts kann, darf man ihn auch in einem solchen Fall nicht als „verantwortungslos" bezeichnen, sondern man muß ihn als „unverantwortlich" ansehen.

Dem Vorwurf, Krankheit nach medizinfremden Kriterien definiert zu haben, muß sich die Psychiatrie gefallen lassen. Obwohl sie es nur mit Individuen zu tun hat, hat sie von der Soziologie den Normbegriff übernommen und darin ohne Not ein wesentliches Merkmal psychischer Gesundheit erblickt. Dies führt folgerichtig dazu, daß „Schizophrenie" bald nicht mehr als Krankheit des Individuums angesehen wurde, sondern als Krankheit der Familie oder der Gesellschaft insgesamt. Bekanntlich ging *Michel Foucault (1961)* noch weiter; indem er ältere Vorstellungen *(Lenckner 1871)* aufgriff, gab er der psychiatrie-internen Diskussion eine ideologische Wendung. So wurde „Geisteskrankheit" als gesellschaftliches Produkt, als eine repressive Erfindung „kustodial identifizierter" Psychiater, angeprangert, die — wie eine Reihe anderer derartiger Erfindungen — nur der willkürlichen Ausgliederung wirtschaftlich Schwacher und deren Ausbeutung dient.

Die strukturalistische Methode bietet der Psychiatrie einen eindeutigen Maßstab, der sie hinsichtlich grundsätzlicher Entscheidungen von der Notwendigkeit freistellt, sich an irgendwelche Normen gebunden zu fühlen, die sie in Abhängigkeit von den herrschenden Wertvorstellungen der Gesellschaft bringen und für Kritik anfällig machen. Eine solche Kritik wird gegenwärtig von der antipsychiatrischen Bewegung überaus massiv vorgetragen. Diese Methode stellt auch wieder das richtige Verhältnis zwischen Bewußtsein und Unbewußtem her und beseitigt damit die kurzschlüssige Gleichsetzung eines „unbewußten" mit einem „unverantwortlichen" Handeln. Dies ist für die Gerichtspsychiatrie von großer praktischer Bedeutung.

In der gerichtspsychiatrischen Praxis kommt es häufig vor, daß unbewußte Motive beim Zustandekommen einer Tat mitwirken. Eine Tat kann sogar der symbolische Ausdruck für etwas sein, was dem Handelnden zum Zeitpunkt der Tat vollständig unbewußt geblieben war, ohne daß sich dies auf die Verantwortungsfähigkeit auswirkt; als Beispiel hierfür wurde bereits kurz der Exhibitionismus erwähnt, und es ließen sich leicht weitere Beispiele anführen. Wesentlich ist an dieser Stelle der Hinweis auf den Primat des Bewußtseins, das nicht bloß Anhängsel des Unbewußten ist, sondern als Strukturprinzip Persönlichkeit und Erleben umfaßt. Von der Subjekt-Objekt-Struktur des Bewußtseins ausgehend, ergibt sich eine allgemeine Form des Psychischen, die uns als psychopathologischer Maßstab dient. Der Vorteil eines formalen Maßstabs liegt auf der Hand; er erlaubt es, die psychopathologischen Phänomene in ein nicht bloß „äußerliches", sondern logisches Ordnungsschema zu bringen.

Da uns die Frage, warum die Struktur verfehlt wird, nicht oder nur sekundär beschäftigt, interessiert hier auch nicht eine eventuelle bewußte oder unbewußte Motivation der Störung. Es kommt nicht darauf an, ob man sich einigen kann, diese Motivation als abnorm zu bewerten, ausschlaggebend ist allein die Strukturabweichung als solche und diese läßt sich — ohne jeden Bezug auf einen Normbegriff — seinswissenschaftlich rational bestimmen. Mit dem Terminus „seinswissenschaftlich" wird das Bewußtsein, die Struktur mit ihren logischen und kausalen Voraussetzungen hervorgehoben, deshalb ist daran zu erinnern, daß Persönlichkeit und Erleben formal als Bewußtseinsphänomene zu definieren sind. Die Psychiatrie untersucht ihre Abwandlungen und ist demgemäß seinswissenschaftlich legitimiert, solange sie diese Abwandlungen auf die beiden in Frage kommenden Strukturierungsprinzipien — die Differenzierung und die Integrierung — bezieht. Zwar kann es in der Psychiatrie auch eine andere — nichtseinswissenschaftliche — Betrachtungsweise — z.B. die Motivationsanalyse — geben, es gibt aber — formal betrachtet — keine anderen Abwandlungen von Persönlichkeit und Erleben als solche der Differenzierung und der Integrierung.

Auf diese Weise besteht die Möglichkeit, die Frage, wann eine solche Abwandlung als „krankhaft" zu bezeichnen ist, nach Kriterien zu beantworten, die in der Natur der Sache begründet und von irgendwelchen Normen völlig unabhängig sind. Das bedeutet, die Psychiatrie steht diesbezüglich genau vor der gleichen Aufgabe, wie sie sonst der Medizin gestellt ist. Da der seinswissenschaftliche Bezug einer solchen Krankheitsdefinition garantiert, daß jederzeit der sachliche Gehalt dieser Bestimmung klar ist, braucht nicht befürchtet zu werden, daß der Psychiatrie der berechtigte Vorwurf der Mystifikation oder gar der Repression gemacht wird. In ihrer prinzipiellen Überprüfbarkeit entsprechen diese Beurteilungen auch den Erfordernissen der Rechtssprechung.

So kommt man zu einer praktisch brauchbaren Definition der psychischen Krankheit, indem die alte gerichtspsychiatrische Regel, daß psychische Krankheit die Schuldfähigkeit aufhebt, umgekehrt wird: was die Schuldfähigkeit aufhebt, ist psychische Krankheit. In diesem Sinne bezeichnete *Ey* das Feld der Psychiatrie als die Pathologie der Freiheit. Daß damit nicht etwa eine Mystifikation durch eine andere ersetzt wird, leuchtet ohne weiteres ein. Man braucht sich bloß vor Augen zu halten, daß die Freiheit zu wollen, die Fähigkeit zur Selbstbestimmung, ein seiner selbst bewußtes Subjekt, das will, und ein begrifflich abgegrenztes Objekt, das gewollt wird, voraussetzt, mit anderen Worten: Bewußtseinsstruktur. Psychische Krankheit liegt vor, wenn die Bewußtseinsstruktur dadurch verändert ist, daß entweder das Subjekt oder das Objekt des freien Wollens fehlt; beides läßt sich am Erscheinungsbild der psychischen Störung ablesen.

Nachfolgend geht es nun darum, dieses Fehlen von Bewußtseinsstruktur an den psychiatrisch bekannten Erscheinungsbildern aufzuzeigen. Dabei würde die – grundsätzlich mögliche – systematische Abhandlung den Rahmen dieser Darstellung sprengen. Wir begnügen uns daher an dieser Stelle mit einigen einfachen Beispielen, bei deren Auswahl es in erster Linie darum ging, die formale Methode möglichst deutlich werden zu lassen, außerdem gaben gerichtspsychiatrische Interessen den Ausschlag.

Die Unterscheidung zwischen Form und Inhalt als psychiatrische Methode hat bereits eine Rolle gespielt, als es den Begriff „Schizophrenie" noch gar nicht gab. *Hecker (1871)* hat vor über 100 Jahren diese Methode so praktiziert, daß es sich heute noch lohnt, ausführlich darauf zurückzukommen. Seinem Aufsatz „Die Hebephrenie" entnehmen wir den nachfolgenden Text:

„Mit der beginnenden Pubertät erwachen in der Seele des Jünglings oder der Jungfrau, angeregt durch bisher unbekannte Empfindungen, eine Reihe dunkler Vorstellungsmaßen, die mit den vorhandenen in Widerstreit tretend eine seltsame Verwirrung hervorrufen... Es ist dies die Zeit, in der die schärfsten Kontraste sich unmittelbar berühren und noch unausgeglichen neben und nacheinander zum Vorschein kommen. Mit einem gewissen schwärmerischen Ernst und einer Lust an überspannten Ideen und frühreifen Gesprächen verbindet sich eine spezielle Albernheit und eine Freude an platten oder gar frivolen Scherzen; neben innigen zarten Empfindungen und Gefühlen tritt oft eine gewisse Rohheit und Ungeschliffenheit des Gemüts kraß zutage. Ehe die Form sich neu gestaltet und konsolidiert hat zur Aufnahme des neuen Inhalts, erscheint derselbe gewissermaßen formlos verschwommen. Innerlich und äußerlich dem Denken, Reden, Sichbewegen und Handeln fehlt die knappe, sichere, bestimmt umgrenzte Form, die wir beim Kinde in seiner Art wie beim Erwachsenen finden. Eine gewisse Zerfahrenheit innerlich und äußerlich macht sich geltend. So wie die hochaufgeschlossene ungeschickte Figur nicht recht weiß, was sie mit ihren Händen, Armen und Beinen anfangen soll und allerlei bummelige, schlenkernde, eckige Bewegungen macht, allerlei alberne törichte Handlungen begeht und in einem gewissen zügellosen Betätigungstrieb, so weiß auch der Geist für die in ihm erwachten, neuen Vorstellungen, Empfindungen und Strebungen zunächst keine zweckmäßige Verwendung und schleudert mit diesem ungeprägten Golde zwecklos umher, ohne dessen Wert recht zu begreifen. Erst nach und nach tritt im Verlaufe des 18. bis 19.

Lebensjahres eine gewisse Sammlung und Konzentration ein, und die Form, freilich zunächst noch dünn und zerbrechlich, fängt an sich zu schließen.

Gerade in dieser Zeit fällt nun jene Seelenstörung, die wir Hebephrenie nennen, hinein und abgesehen von ihrem sonstigen Verlaufe, zeigt sie ihre hauptsächliche Wirksamkeit darin, daß sie ihre zerstörende Hand an jene soeben erst im Erstarren begriffene Form anlegt und so auf's neue ein Zerfahren des noch leicht zerfließlichen geistigen Inhalts herbeiführt. Dabei geht aber von diesem Inhalt gerade der eldelste Teil verloren. Der Krankheitsprozeß setzt der geistigen Weiterentwicklung eine Grenze und bringt eine eigentümliche Form des Schwachsinns hervor, der als Inhalt nur die toten Elemente jener eben durchlebten Entwicklungsphase birgt. Der Kampf, den wir eben schilderten, hat aufgehört, aber es sind gewissermaßen die kämpfenden Elemente in der Stellung erstarrt, als ob sie noch weiter stritten."

Kretschmer (1972) bezog sich auf diesen Aufsatz von *Hecker (1871)*, als er davon sprach, daß mit der hier erfolgten Hinwendung zu den Erkrankungsformen – anstelle der Betonung inhaltspsychologischer Gesichtspunkte – in der genauen psychopathologischen Beschreibung ein Höhepunkt erreicht war. Es ist strukturalistisch gedacht, wenn es bei *Kretschmer (1972)* weiter heißt, daß das psychologisch Verstehbare eben „keine Auskunft über die kranke Form der Persönlichkeitsstruktur" gibt, und bleiben wir bei *Hecker (1871)*, mit dem zusammen *Kahlbaum* das „Hebephrenie" genannte Krankheitsbild des sog. Jugendirreseins erstmals beschrieben hat, dann mutet es ganz modern an, daß dieser Autor auch ausdrücklich den „schaffenden, strukturierenden Charakter des Subjekts" hervorgehoben hat.

Was die Subjekt-Objekt-Struktur des Bewußtseins betrifft, ist der Subjektseite das Strukturprinzip der Integration mit der Funktion. der Vereinheitlichung des Erlebens, der Stabilisierung der Persönlichkeit zuzuordnen. Da es sich bei der Schizophrenie um Zerfall von Persönlichkeit und Erleben handelt, ist hinsichtlich des Erscheinungsbildes also in formaler Hinsicht Uneinheitlichkeit, Zusammenhanglosigkeit zu erwarten.

Wir wollen diese Erwartung an einer chronisch wahnbildenden Spätform der Schizophrenie kasuistisch überprüfen:

Bei einem 46jährigen Bäckermeister entwickelte sich in ganz kurzer Zeit und ohne Vorboten ein auffälliges Interesse für die Vorgänge im Innern des Auges. Er ersann Vorrichtungen, um diese Vorgänge zu beobachten. Je mehr er sich dieser Tätigkeit widmete, umso größer wurden die Spannungen in seiner Familie; aber auch ernste Konsequenzen brachten ihn nicht davon ab. Er entwickelte einen großen „wissenschaftlichen" Eifer und war überzeugt, wichtige Entdeckungen gemacht zu haben. Er meinte, daß – außer ihm – niemand wisse, „wohin wir sehen". Trotz der Anfeindungen, denen er sich überall ausgesetzt sah, war seine Stimmung gehoben.

Neun Jahre später kannte er noch genauestens die Einzelheiten der früheren Untersuchung. Er machte weiterhin einen interessierten, lebhaften und zugewandten Eindruck. Seiner Frau unterstellte er nun, daß sie ihm nach dem Leben trachte, was seinem Optimismus allerdings keinen Abbruch tat. Seine besonderen Interessen galten mittlerweile nicht mehr allein dem Auge, er hat auf fast allen wissenschaftlichen Gebieten bahnbrechende Entdeckungen gemacht und ist nun dabei, die letzten Welträtsel zu ergründen. Dabei erinnert er in seinem Gehabe etwas an einen Detektiv; mit seinem Jagdeifer ist er eine Art von Sherlock Holmes der Wissenschaft und Technik. Er hat sich in den Dienst des Verteidigungsministeriums und der Wettervorhersage gestellt, legt eine allgemeine Wettervorhersage bis ins nächste Jahrtausend vor und beschwert sich über die unkooperative Haltung der Kollegen von der Zentral-Wetterwarte.

Die hinsichtlich seiner Theorien gegebene Kritikunfähigkeit ist absolut, was dazu in Gegensatz steht, daß der Proband sich durchaus oberflächlich angepaßt verhalten kann. Er mokiert sich über das Erstaunen des Amtsarztes, der ihn wegen des Entmündigungsantrages seiner Frau zu untersuchen hatte. Dieser habe offenbar nicht begreifen wollen, daß er selbst mit dem eigenen Auto zur Untersuchung in die Stadt gekommen war.

Salopp ausgedrückt könnte man sagen, dieser Patient habe sozusagen einen Narren daran gefressen, nach dem Vorbild der Wissenschaft Hypothesen zu bilden. Während die Wissenschaft damit der Wahrheit immer näher gekommen ist, gilt für unseren Patienten das Gegenteil: er entfernte sich immer mehr von ihr. *Conrad (1958)* hat ausdrücklich vom „Nichtvollzug der kopernikanischen Wende" gesprochen, als er den schizophrenen Wahn erklären wollte. In der Wissenschaft hat die Welterklärung des *Kopernikus* diejenige des *Ptolemäus* abgelöst. War es nun ein Wahn, den Lauf der Gestirne so zu deuten, wie uns dies die naive Beobachtung täglich aufs neue nahelegt? Gewiß nicht! Man wird sogar mit Recht zögern, dies als schlechthin falsch zu bezeichnen. Falsch — in einem anderen Sinne — war daran hauptsächlich, diese Deutung für selbstverständlich und für die einzig mögliche zu halten. Das, was die Deutung des *Galilei* auszeichnet, ist kein höherer Realitätsgehalt, sondern eine ganz ungeheure methodische Vereinfachung beim Versuch, anstatt eines Einzelphänomens die Gesamtheit der Phänomene zu verstehen.

Wer sich wirklich bewegt, die Sonne oder die Erde, das ist keine entscheidende Frage: Jegliche Bewegung ist relativ. Einem Diskutanten, der sich darauf versteifen würde, die Ansicht des *Ptolemäus* zu verteidigen, könnte ein Höchstmaß an Verschrobenheit, aber kein Irrtum vorgeworfen werden. Das, worauf es wirklich ankommt, wird nicht von der Frage erfaßt, was real ist; der entscheidende Fortschritt wurde in bezug auf die Ökonomie unseres Erkennens erzielt. Nach dieser „kopernikanischen Wende" war eine viel größere Anzahl beobachtbarer Phänomene auf eine viel einfachere Weise zu verstehen.

Diese methodische Definition der Wahrheit als die einfachste der möglichen Erklärungen für die Gesamheit der Phänomene stammt von *Leibniz,* der formulierte: „Der Unterschied zwischen denen, die das kopernikanische System als eine klarere und unserem Verständnis angemessenere Hypothese ansehen, und denen, die es als Wahrheit verfechten, fällt daher ganz weg; da es in der Natur der Sache liegt, daß hier beides identisch ist und man eine größere Wahrheit als diese nicht verfechten kann."

Was uns daran hindert, die „wissenschaftlichen" Hypothesen unseres Patienten, deren Hervorbringen er als Denksport ansieht, für wahr zu halten, ist ihr durchaus partikulärer Charakter. Einzelbeobachtungen werden ohne ausreichende Rücksicht auf den Zusammenhang interpretiert. Indem diese Interpretationen absolut gesetzt werden, geht der Bezug auf die Gesamtheit der Phänomene verloren. Auf diese Gesamtheit kommt es aber an, sofern die Wahrheit der Einsatz ist. Die Nötigung zur Wahrheit, die wir überall und stets als Erfordernis jeder Logik, die Widersprüche vermeiden will, ganz selbstverständlich auf die Gesamtheit unseres Erlebens beziehen und in unseren Meinungen zum Ausdruck bringen, ist beim Erlebenszerfall außer Kraft gesetzt. Dies ist nicht überraschend, da es ja die integrative Erlebensstruktur ist, in der wir nach logischen Gesetzen diesen Gesamtumfang des Erlebens gegenwärtig haben. Im Falle unseres Amateurforschers läßt sich die Wahnbildung sozusagen in statu nascendi verfolgen; sie ist im vorstehend erläuterten Sinne wesentlich ein logisch-methodisches Problem. *Leibniz* würde sagen, daß im Wahn die Einzelbeobachtung außerhalb der harmonischen Zusammenstimmung mit den reinen Vernunftregeln und der Gesamtheit der übrigen Beobachtungen bleibe. Wir halten fest: Das Kennzeichen jener Einheit, die im Erleben aus der objektiven Vielfalt und anstelle des objektiven Kausalzusammenhangs entsteht, ist die Tendenz zur Freiheit von Widersprüchen und zur größtmöglichen Einfachheit. Die Freiheit von Widersprüchen garantiert die Form der Ganzheit, die

Einfachheit gewährleistet die Stabilität des Systems. Indem hier beides abhanden gekommen ist, kann trotz erhaltener Fähigkeit zur oberflächlichen Anpassung vom Verlust des Realitätskontaktes, der unsere Definition der psychischen Krankheit erfüllt, gesprochen werden.

Die gestalttheoretische Interpretation des Wahnerlebens, wie sie *Conrad (1963)* vorgetragen hat, stellt darauf ab, daß bei der Interaktion „innen-außen" sogenannte Wesenseigenschaften eine ungewöhnliche Penetranz erhalten. Damit wird das Phänomen des Wahns als eine Insuffizienz der physiognomierenden Aktivität des Individuums gedeutet. Es handelt sich auch hier wieder um den Versuch, jenes Ausgeliefertsein zu beschreiben, demzufolge das Subjekt seine Autonomie eingebüßt hat, während die Erlebensobjekte eine Bedeutungsinflation erfahren haben. Der See, der lächelt, tut dies nun in einem wirklichen, nicht mehr in einem übertragenen Sinn. Gemeint ist diejenige subjektive Wirklichkeit, die wir unter anderem als Eigenart des vorbewußten Symbolerlebens zu beschreiben versucht haben.

Unser Fallbeispiel zeigt, daß bei diesem Erlebenszerfall auch die Stimmung in auffälliger Weise verändert ist: Anstelle der eigentlich zu erwartenden Niedergeschlagenheit wegen der situativen Schwierigkeiten, auf die der Proband überall stößt, finden wir eine fast euphorische Stimmungsanhebung. Diese Affektinadäquanz deutet ebenso wie das häufige Ausbleiben gefühlsmäßiger Anteilnahme bei derartig Kranken darauf hin, daß der Zerfall auch das seiner selbst bewußte Ich betrifft. Es ist ja nur dieses Ich, auf das bezogen eine Situation beängstigende oder — im Gegenteil — ermutigende Auswirkungen hat. Sobald der Zerfall diese Strukturierungsleistung einbegreift — und in dem Maße, in dem dies geschieht — geht auch diese einfache Restlogik des Erlebens verloren.

Wir treffen nun also nicht mehr auf das schroffe Alternieren manischer oder melancholischer Wertverschiebungen, die auf ihre Art ein aus den Fugen geratenes, aber noch erkennbares Ich in ein trübes oder heiteres Licht tauchen; eine einheitliche Beleuchtung fehlt nun. Die Stimmung ist nicht mehr eine besondere Art, in der sich die Sinngesetzlichkeit des Erlebens ausdrückt. Da sie normalerweise durch die Einheitlichkeit des Erlebens Tiefe bekommt, erklärt nunmehr der Zufall in der Vielfalt des paranoiden Zerfalls jenen charakteristischen Eindruck des Unverbindlichen, des in der Situation Verhafteten, den die Wahnkranken erwecken. Je weiter die Störung forschreitet, desto gestaltloser und elementarer wird das, was von der ursprünglichen affektiven Bedeutungsentnahme für den Kranken noch bleibt. Schließlich mündet dieser Rest in eine Angst, von der zutreffend behauptet wird, daß sie frei flottiere, weil sie unpersönlich ist und elementar und unvermittelt wirkt.

Die motorischen Einstellungen auf den Standpunktsverlust sind die Erstarrung in kataleptischer Bewegungslosigkeit oder mutistischer Sprachlosigkeit, der katatone Erregungssturm und eine Reihe maniriert wirkender Bewegungsabläufe, bezüglich derer wir auf die von *Kretschmer (1972)* zusammengefaßten, von *Hecker (1871)* und *Kahlbaum* hinsichtlich der Hebephrenie beschriebenen „Stiländerungen im formalen Ablauf von Bewegung und Gedankengang" zurückkommen: Zerfahrenheit, Sprunghaftigkeit, schlaffe Unbestimmtheit — Geziertheit, Lässigkeit — Geschraubtheit. Im Endzustand des schizophrenen Persönlichkeitsdefektes ist es die endlose Wiederholung weniger oder einer einzigen Geste. Jener „Herrscher über ganz Zentraleuropa", der seit Jahren tagaus, tagein, von morgens bis abends nichts anderes tut, als braunes Packpapier stereotyp mit Ziffern vollzukritzeln, welche die „Staatsfinanzen" darstellen, und der durch sonst nichts und für niemanden anzusprechen ist, stellt nach der Schilderung von *Mayer-Gross et al. (1970)* das typische Beispiel für eine solche „Demenz" dar, für die Einschränkung alles psychischen Lebens auf die Benutzung einer einzigen, endlos wiederholten Geste.

Von allem Rätselhaften der Schizophrenie stellen die sogenannte Dementia praecox und der schizophrene Persönlichkeitsdefekt wohl das Rätselhafteste dar. In dieser äußersten Einengung des Erlebens auf eine einzige, letzte Idee, tritt dem Subjekt immer wieder dasselbe, unveränderliche Objekt entgegen. Es gehört zu den allermerkwürdigsten Erfahrungen in der Psychiatrie, wenn aus irgendwelchem Anlaß — für einen kurzen Moment — ein solcher Kranker seine Erstarrung gleichsam abschüttelt, als wolle er zeigen, daß er den ganzen Rest des Erlebens nur „einzuschalten" brauche, um wieder „da" zu sein. Das ganze Gehäuse ist mit all seinen ursprünglichen Besonderheiten und Bestandteilen in genau dem Zustand, indem er es vor zwanzig oder fünfundzwanzig Jahren verlassen hat, während sich in der Zwischenzeit für ihn nichts Neues mehr ereignete.

Kehren wir zum Ausbleiben der affektiven Resonanz als formalem Kennzeichen des schizophrenen Standpunktverlustes zurück, so bleibt festzuhalten, daß die für den Kranken gegebene Bedeutungslosigkeit von Erlebnissen, die üblicherweise zu tiefer Anteilnahme führen, sich auch auf die fundamentalsten Wertvorstellungen erstrecken und eine so profunde Gleichgültigkeit bewirken kann, daß nicht lange zweifelhaft bleibt, ob es sich bloß um einen unkonventionellen Verhaltensstil oder um eine krankhafte Störung handelt. Diese Gleichgültigkeit betrifft in gleichem Maße die mitmenschlichen Beziehungen, Kleidung, Körperpflege und das eigene Wohlbefinden einschließlich der Gesundheit. Nahrungsmittel werden aus Mülleimern zusammengesucht; mit einer Schlafstelle unter einem Brückenbogen und einer Zeitung auf dem nassen Boden wird vorlieb genommen. Bei sorgfältiger Beobachtung stellt man gelegentlich fest, daß in das Sprechen der Kranken merkwürdige, mehr oder weniger häufig wiederholte Laute einfließen, die fast tierisch wirken.

Die Analyse der formalen Besonderheiten der Schizophrenie legt die Annahme nahe, daß durch die Störung des integrativen Strukturprinzips mit der Einheit des Erlebens die Umsetzung des Bewußtseins in eine zeitliche Struktur der Persönlichkeit mehr oder weniger weitgehend ausfällt. Die Kranken sind sich ihrer eigenen Identität nicht mehr sicher oder sie verhalten sich so, daß auf den Verlust dieser das Ganze umfassenden Identität geschlossen werden muß. Dem vollständigen Verlust des naiven Ich-Gefühls geht gelegentlich die naive Erkenntnis des Umstandes voraus, daß das Subjekt im Werden nicht mehr selbstverständlich in die Zukunft getragen wird, sondern eine — normalpsychologisch nicht nachzuvollziehende — außerordentliche Mühe hat, den Anschluß im ständigen Fortschreiten zu halten. Das Neue, das mit dem Werden unvermeidlich an den Kranken herangetragen wird, erscheint diesem als eine kaum zu bewältigende Last, und er wünscht nur noch, daß sich nichts mehr ereignen möge. Auf diese Weise wird auch verständlich, daß der Zerfall des Ich, der die Bewältigung dieser integrierenden Aufgabe überflüssig macht, weil nun kein Anknüpfungspunkt mehr vorhanden ist, auch bedeutet, daß niemand mehr da ist, der sich darüber ängstigen könnte, daß die Geschlossenheit und Stabilität des Systems als Voraussetzung der Realitätsanpassung preisgegeben wird. Der Schizophrene hat sich nun ganz in der Gegenstandswelt mit ihren selbständig — d.h. ohne Rücksicht auf das Gesamtsystem — freiwerdenden Bedeutung verloren, und er findet von da nicht mehr zu sich selbst zurück.

Die Tatsache, daß es psychische Störungen gibt, deren Erscheinungsbilder nicht oder kaum von denen der Schizophrenie zu unterscheiden sind, zeigt, daß der Erlebenszerfall nicht auf die Schizophrenie beschränkt ist. Unsere Hypothese, daß es eine integrative Störung ist, die hier zum Ausdruck kommt, wird eindrucksvoll bestätigt, wenn beachtet wird, daß nicht nur bei der Schizophrenie, sondern auch bei schizophrenieähnlichen Psychosen die Ursache der Störung nie im Erleben selbst liegt. Sie ist nie ein pathologisches Erlebnis, das ein sonst Gesunder sozusagen wahlweise hat, sondern stets eine – in der Ich-Auflösung gegebene – Veränderung der formalen Erlebensvoraussetzungen in ihrer Gesamtheit, eine fundamentale Störung des Erlebenden.

Dies kann auch nicht anders sein, sofern zutrifft, daß die Integration den Erlebenskreis schließt und die Differenzierung ihn öffnet. Das nur in der Differenzierung gegebene Offenstehen des Erlebens läßt demzufolge erwarten, daß es Störungen des Differenzierungsprinzips – Erlebensabbau also – unter anderem auch erlebnisreaktiv, als Erlebnis, gibt: die sog. Primitivreaktionen. Am subjektiven Pol des Erlebens fehlt definitionsgemäß diese „Öffnung"; Veränderungen, die hier ansetzen, haben deshalb eine „endogene" Verursachung oder Psychopharmaka, Rauschmittel und dergleichen zur „biologischen" Voraussetzung.

Wie wir bereits gesehen haben, handelt es sich bei diesen Veränderungen am subjektiven – integrativen – Pol des Erlebens in erster Linie um einen affektiv-bedeutungsmässigen Erlebenswandel; kognitive – reflexive – Auffälligkeiten sind sekundär, weniger gravierend. Es handelt sich um einen Erlebenswandel, bei dem die Entnahme von Bedeutungen unproportioniert, ungewiß oder gar widersprüchlich wird. Schließlich hört sie ganz auf: Der Verlust der Sinngesetzlichkeit des Erlebens hat dazu geführt, daß die affektive Relevanz dessen, was noch kognitiv erlebt wird, Ratlosigkeit erzeugt. Diese veränderte Bedeutungsentnahme kommt in vielen Formen vor, als manische oder depressive Erlebensweisen, als abnormes Bedeutungsbewußtsein, Wahnerleben, halluzinatorisches Erleben oder als die nur noch punktuelle Existenzform des Delirs.

Am eingehendsten sind die durch toxische Substanzen und Psychopharmaka hervorgerufenen Psychosen erforscht worden. Die dabei in Erscheinung tretende Zerfallssymptomatik geht meist sehr rasch in das klinische Bild eines Delirs über. Dieser rasche Verlauf macht es schwierig, die syndromatologische Gesetzmäßigkeit in der Abfolge verschiedener Stufen des Zerfalls zu beobachten; dennoch zeichnet sich mit hinlänglicher Deutlichkeit eine gewisse Gesetzmäßigkeit ab, wobei als Initialveränderung der bereits von *Bonhoeffer (1912)* als „emotional-hyperästhetischer Schwächezustand" bezeichnete, Wandel des Erlebens anzusehen ist. Zu diesem emotional-hyperästhetischen Schwächezustand gehören folgende Erscheinungen: herabgesetzte Belastbarkeit, Konzentrationsschwäche, Überempfindlichkeit gegen äußere Reize, Launenhaftigkeit, Schreckhaftigkeit, Beziehungsdenken, Entfremdungserleben. Wird die Störung stärker, dann kommt es – nach *Bonhoeffer (1912)* – schließlich zur Zerfahrenheit und letztendlich zu einem nur noch querschnittartig zusammenhanglosen Erleben. Deshalb hat auch *Kimura (1963)* ausdrücklich von einer Tendenz zur Diskontinuität des Ich gesprochen. *Walther-Büel (1949)* wies bei der Besprechung solcher Erlebensstörungen auf den Kontrast zwischen naiver und reflexiver Orientierung hin. Er berichtete, daß die reflexive Orientierung relativ stabil ist. Sie übersteht einen Erlebenszerfall, der im übrigen deutliche Inkohärenzzeichen erkennen läßt. Hierbei kann sich der Verlust des naiven Orientiertseins beispielsweise in der Meinung des Kranken äußern, er sei tot, existiere nur noch als Geist, während er gleichzeitig seine Glieder abtastet, um festzustellen, ob diese noch vorhanden sind.

Bei den Modellpsychosen ist die Hinwendung zu dem − intensivierten − Erleben stark störanfällig. Ein neuer Eindruck − etwa eine an die Versuchsperson gerichtete Frage − kann augenblicklich den Erlebenszusammenhang zerreißen. Darin wird deutlich, wie die integrative Fähigkeit zur Zusammenhangsbildung beim Fortschreiten der Störung immer mehr verlorengeht. Vermutlich empfinden Versuchspersonen deshalb die an sie gerichteten Fragen als äußerst störend, weil sie so große Mühe haben, auf aktiv-integrierende Weise − d.h. entsprechend der Sinngesetzlichkeit bzw. der Einheitlichkeit ihres Erlebens − den Zusammenschluß zu einem Ganzen herzustellen.

Moreau de Tours beschrieb im Jahre 1845 den Haschischrausch folgendermaßen: „Es schien mir, daß mein Wille ein Nichts war in dem raschen Dahinwirbeln, welches mich fortriß, und mein Körper paßte sich widerstandslos dem aus dem Klavier hervorgehenden Schallreiz an wie ein Kreisel, der mittels Peitsche dahingejagt wird." Auf dem Höhepunkt des Erlebenszerfalls sind die Versuchspersonen gewissermaßen unter den Dingen. Ihr Erschrecken vor den Erlebnissen deutet auf den Rest des bei ihnen noch erhaltenen Distanzierungsvermögens. Ein solcher Rest von Distanzierungsvermögen kann auch noch das Traumerleben auszeichnen, wenn im Alptraum eine atavistische Angst vor der Selbstaufgabe als eine insoweit adäquate Reaktion aufscheint.

Bilden sich die Zerfallserscheinungen zurück, dann kommt es gelegentlich − für kurze Zeit − zu einem Bild, das in vielen Einzelzügen an das Traumbewußtsein erinnert und „amentiell" genannt wird. Diese Ähnlichkeit mit dem Traumerleben besteht insbesondere hinsichtlich des Ausfalls der Willkürfunktion. Es kommt noch nicht wieder zu einem Zusammenschluß in einer einheitlichen Willenstendenz. Bestrebungen, die durch ihre Vereinheitlichung dasjenige zum Ausdruck bringen, was im allgemeinen „Wille" genannt wird, verlieren ihren partikulären Charakter erst ganz allmählich und bilden ein einheitliches und stabiles Ganzes erst, nachdem zuvor eine mehr oder weniger lang anhaltende Phase der Labilität mit erhöhter Beeinflußbarkeit bestanden hatte.

Da wir die Definition der psychischen Krankheit aus der Umkehrung der gerichtspsychiatrischen Regel, daß „Krankheit exkulpiert", gewonnen haben − was exkulpiert, ist psychische Krankheit −, wäre es ein Zirkelschluß, die Annahme fehlender Verantwortungsfähigkeit einfach mit dem Hinweis auf „psychische Krankheit" zu begründen. Für die Begründung der Annahme fehlender Verantwortungsfähigkeit ist vielmehr der Nachweis erforderlich, warum gerade diese psychische Störung, so wie sie unabhängig von ihrer Ursache und diagnostischen Zuordnung ist, es verbietet, die dem Recht zugrundeliegende Hypothese, daß von einem bestimmten Lebensalter an jeder für sein Tun und Lassen verantwortlich ist, auf den konkreten Fall anzuwenden.

Im Hinblick auf die Subjekt-Objekt-Struktur des Bewußtseins setzt der Nachweis von Verantwortungsunfähigkeit entweder das Fehlen eines expliziten Subjekts oder das Fehlen eines begrifflich abgegrenzten Objekts voraus. Das dreijährige Kind kann nicht verantwortlich sein, weil seinem Erleben noch das bewußte Subjekt fehlt; das kleine Kind handelt zwar (s. S. 13) höchst subjektiv, es ist sich seiner selbst als Handelnder aber noch nicht ausdrücklich bewußt und kann daher auch seinen Standpunkt noch nicht relativieren. Das Subjekt seines Wollens ist erst immanent gegeben. In diesem vorbewußten Subjekt des Erlebens fallen sein Ich und das Zentrum der Welt noch zusammen; das Wollen ist „naiv" nicht ausdrücklich auf einen Wollenden bezogen. So wenig es unter diesen Umständen einen „freien" Willen geben kann, so wenig wird umgekehrt vom Kind die Welt in ihrer kausalen Notwendigkeit erkannt, die vorbewußte Welt des Kindes ist vielmehr die Welt des Märchens; das Kind meint, wünscht oder befürchtet, daß das Wollen die Kausalität des Objektiven außer Kraft setzen könne.

In einem gewissen Sinn könnte man dies auch von dem Bäckermeister sagen, der als Forscher eine neue Identität gefunden hat. In seiner Welt ist er der Märchenkönig, der alles weiß und alles kann. Daß er diese Welt für besonders real hält, hat er mit dem Kind gemeinsam, das sich ebensowenig wie er daran stört oder gar nicht bemerkt, daß eine ganze Reihe von Fakten unerklärbar ist, wenn es auf seinem naiven Standpunkt beharrt. Dieser Kranke bemerkt zwar gewisse Widersprüche, er tut sie aber als Anfeindungen ab. Es genügt ihm, die ausbleibende Bewährung seiner Ideen damit zu erklären, daß er beneidet werde; den nach so langer Zeit sicher naheliegenden Gedanken, daß seine Voraussetzungen vielleicht falsch sein könnten, kann er nicht nachvollziehen. Nicht umsonst spielen auch im Märchen Mißgunst und Intrigen, bei denen einem nach dem Leben getrachtet wird, eine so große Rolle. Der Proband mag oberflächlich noch so angepaßt und auch verkehrstauglich sein, hinsichtlich der zentralen Position dieser wahnhaften Überzeugungen ist das Subjekt seines Erlebens so naiv-vorbewußt wie das eines märchengläubigen Kindes, ohne daß er daran etwas ändern könnte; er hat den Realitätskontakt mit der in seiner Widerspruchsfreiheit begründeten Einheitlichkeit des Erlebens verloren. Er hat das Selbstbewußtsein desjenigen, der im Zentrum der Welt steht und alle Fäden in der Hand hält. Als Bäckermeister ist er nicht schuldfähig, da das Subjekt eines freien Wollens fehlt, und er daran auch nichts ändern kann.

Was es heißt, daß der Erlebenskreis durch Differenzierung geöffnet werde, während Integration ihn zur Persönlichkeit hin schließt, soll nun bei der Besprechung des Erlebensabbaues konkret verdeutlicht werden. Vom ontogenetischen Modell (s. Kap. 3) wissen wir, daß das Erleben infolge der Differenzierung von einer konkret-gebundenen zu einer losgelöst-abstrakten Qualität fortschreitet. Dies hat kognitive und affektive Auswirkungen. Der kognitive Horizont weitet sich, das Erleben erhält durch immer neue Diskontinuitäten „Tiefe", während gleichzeitig der eigene Standpunkt mehr und mehr Kontur bekommt, in die Reflexion genommen und relativiert werden kann. Von besonderer Bedeutung hierbei sind der Übergang vom impliziten zum expliziten Wissen, von der Immanenz zur Transienz, und die Erschließung des soziokulturellen Raums. In affektiver Hinsicht werden wenige, sehr intensive Arten der Bedeutungsentnahme, die das Subjekt in starrer Weise festlegen, allmählich durch die Neutralität einer höheren Art des Fühlens ersetzt, wobei sich zeigt, daß Gefühle nicht bloß äußerliche Begleiterscheinungen, sondern konstituierende Bestandteile des Erlebens sind.

Der Verlust der Erlebensdurchgliederung beim Abbau nimmt dem Erleben die begriffliche Tiefe. An die Stelle des offenen Horizontes der Gegenstandswelt tritt eine Beschränkung auf wenige, globale Gegenstände, die keine affektive Wertneutralität besitzen, sondern den Erlebenden an ein ihn ausfüllendes Gefühl binden. Dieser Erlebenswandel kann zum Ausschluß vom soziokulturellen Raum und sogar zur Rückkehr in eine immanente Erlebensform führen.

Durch den Abbau gehen je nach der Schwere der Störung in unterschiedlichem Ausmaß die Fähigkeit zu einer Über- und Unterordnung von Gesichtspunkten, zur Relativierung des eigenen Standpunktes und das begriffliche Auflösungsvermögen verloren. Das zu Begreifende kann als solches im Erleben momentan nicht vom Begreifenden abgehoben werden: Es legt einen affektiven Bann auf ihn. Mit der struktu-

64

rellen Nivellierung des Erlebens verbindet sich eine kurzfristige Intensivierung insofern, als die wenigen Bewußtseinsinhalte, die übriggeblieben sind, eine ganz besonders große Bedeutung erhalten. Unser Beispiel ist der überstarke Schmerz, bei dem heftig, aber wenig empfunden wird.

Solange der eigene Standpunkt noch spontan relativiert werden kann, handelt es sich – auf einer ersten Stufe – um gefühlsmäßige Reaktionen alltäglicher Art. Auch dann, wenn infolge zunehmender Entdifferenzierung eine solche Relativierungsleistung schließlich nicht mehr in spontaner Weise erfolgt, ist es erfahrungsgemäß – auch bei starkem Affektdruck – noch durchaus möglich, vom Erleben her diesen Zustand zu durchbrechen, indem geeignete situative Bedingungen geschaffen werden, die gewisser- maßen eine Ableitung des Affektes ermöglichen. Die momentane affektive Spannung erreicht nur selten einen Grad, der das Individuum vom restlichen Erlebensfeld völlig isoliert.

Die Zustände, um die es hier geht, werden in der psychiatrischen Klinik dem Ober- begriff der Primitivreaktion zugeordnet. Sie lassen sich – in inhaltlicher Sicht – nach der Art des vorherrschenden Affektes in aggressive und asthenische Primitivreaktionen unterteilen; letztere entstehen unter der Einwirkung von Angst oder Schrecken. In jedem Fall wird jemand von einem heftigen Gefühl augenblicklich so beansprucht, daß es ihm nicht ohne weiteres gelingt, das subjektiv-objektive Gleichgewicht herzustellen, das seiner Lage angemessen wäre.

Wie die psychiatrische Erfahrung zeigt, gibt es dieses Phänomen in unterschied- lichen Formen und mit vielen Gradabstufungen. Die Definition der Primitivreaktionen verlangt aus naheliegenden praktischen Gründen allerdings ein bestimmtes Mindestmaß an affektiver Intensität, das mit der Kürze der Zeitspanne des abnormen Reagierens in Relation zu bringen ist. Jemand, der „außer sich" ist, kann nicht lange in dieserm Zu- stand verweilen. Das Ausmaß seiner affektiven Erregung ist so groß, daß er es nur für eine kurze Weile durchhält. Ist der Zeitablauf des „primitiven" Reagierens auf wenige Augenblicke eingeschränkt, spricht man von „Explosivreaktionen". Diese Handlungen wirken deshalb „überpersönlich", weil die meisten Menschen in einer vergleichbaren Situation ganz ähnlich handeln würden. Die Verursachung des Handelns ist in diesem Sinne überwiegend situativ; es kommt nicht darauf an, wie die Persönlichkeit des Handelnden beschaffen ist. Die finale Strukturierung des Erlebens beschränkt sich darauf, daß durch das kurzschlüssige Verhalten der für den Erlebenden unerträglich starke, affektive Druck – explosionsartig – in einer augenblicklichen Entladung seine Erledigung findet. Dies läßt sich an folgendem Beispiel verdeutlichen:

Ein gehemmter und zurückhaltender Heranwachsender wird vor einem Gasthaus in einen Streit verwickelt, dem er erfolglos auszuweichen versucht. Er kommt zu Fall und benügt sich, auf dem Boden liegend, mit Abwehrhandlungen. Schließlich preßt ihm der Angreifer seinen Kopf ins Ge- sicht und stößt mit seinem Knie in die Hodengegend. Der Proband schreit plötzlich auf und beißt – nahezu gleichzeitig – in das Ohr seines Kontrahenten, das sich direkt vor seinem Mund befindet. Durch den Biß wird ein großes Stück der Ohrmuschel abgerissen. Danach ist der Proband erschrok- ken und ängstlich.

Es handelt sich um eine Explosivreaktion, die nur in einer einzigen motorischen Ent- ladung bestand und ausschließlich der momentanen innerpsychischen Entlastung diente; eine sinnvolle, weiterführende Zielsetzung fehlte. Die Tat kam für den Täter ganz unerwartet; er hatte auch unmittelbar vorher noch nicht mit seinem Aggressionsausbruch gerechnet. Gleich nach der Tat erfolgte eine vollständige Distanzierung vom eigenen Verhalten.

Die aktuelle situative Reizung und nicht irgendwelche Persönlichkeitsdispositionen – etwa eine abnorme explosible Persönlichkeitsstruktur oder ein vorangegangener Affektstau – sind für das Zustandekommen der Reaktion als Grund anzusehen. Es kann davon ausgegangen werden, daß die Persönlichkeitsdispositionen des Probanden in der entgegengesetzten Richtung wirksam geworden wären, wenn er sie hätte aktualisieren können. Zuvor war dies in den fortgesetzten Ausweichversuchen auch tatsächlich geschehen. Das inkriminierte Verhalten – Abbeißen des Ohres – war also nicht durch die besondere Persönlichkeitsartung determiniert, sondern situativ, zufällig bedingt, was daran ermessen werden kann, daß wohl die meisten Menschen in einer ähnlichen Situation der Auswegslosigkeit bei überstarkem, plötzlichen Schmerz ganz ähnlich handeln würden.

Bei der Frage nach der Verantwortungsfähigkeit ist zu beachten, daß das Erlebnis eines heftigen Schmerzes augenblicklich zu einem Erlebensabbau geführt hat, bei dem als mögliches Subjekt des Wollens nur noch ein – mit der ganzen Intensität des Schmerzes – an die enge Aktualität des Hier und Jetzt gebundenes Ich zur Verfügung stand, das die Zwangslage, in der es sich befand, auch nicht auf andere Weise ändern konnte: der Täter wurde ja von dem Geschädigten in dieser Lage festgehalten.

In den Fällen, bei denen kein vergleichbarer äußerer Zwang besteht, ist wichtig, daß von den formalen Erlebensvoraussetzungen her grundsätzlich die Möglichkeit bleibt, diese „Fesselung“ an das enge Hier und Jetzt zu durchbrechen und den eigenen Standpunkt zu relativieren. Warum dies in manchen Fällen geschieht, in anderen dagegen nicht, läßt sich vom formalen Standpunkt aus nicht entscheiden. Insoweit läßt sich lediglich die allgemeine Bedeutung des nach seinem Ausmaß bestimmbaren Erlebenswandels aufzeigen. Den Juristen muß klar sein, daß unter diesen Umständen das Typische einer Tat ausschließlich unter wertenden Akzenten „schuldangemessen“ zu beurteilen ist. Die Zuordnung zwischen Schuldausschließungs- und Rechtfertigungsgründen ist hier vorrangig gegenüber den Fragen der Schuldfähigkeit.

Erlebensabbau als reversibles Erlebnis – wie bei den Primitivreaktionen – ist die logische Konsequenz des differenzierungsbedingten Offenstehens des Erlebens als System für alle möglichen Erlebensgegenstände. Dies heißt aber nicht, daß es Erlebensabbau nur als Erlebnis gäbe. Die Störung kann ähnlich wie beim Erlebenszerfall auch dadurch bewirkt werden, daß bereits die strukturellen Voraussetzungen des Erlebens in Mitleidenschaft gezogen sind. Es handelt sich dann allerdings nicht mehr um ein voll reversibles Reagieren, sondern um einen dauerhaften Ausfall ursprünglicher Art ähnlich wie beim Persönlichkeitszerfall.

Während beim Persönlichkeitszerfall die Umsetzung des Bewußtseins in eine zeitliche Struktur der Persönlichkeit unterbleibt, was den Verlust der logischen Geschlossenheit und Stabilität des Systems mit sich bringt, ist beim Persönlichkeitsabbau die Umsetzung der zeitlichen Struktur der Persönlichkeit in die Aktualität des Erlebens gestört, weshalb der Gedächtnisausfall das eine wesentliche Achsensymptom dieser – „Demenz“ genannten – Störung ist. Die Verwirrtheit als Folge der durch gestörte Gedächtnisleistungen hervorgerufenen Unfähigkeit, sich in der Aktualität zeitlich und räumlich auszukennen, ist für die Demenz pathognomonisch. Wie sich zeigt, ist der Gedächtnisausfall aber nicht als Ursache, sondern als Wirkung jener soeben umschriebenen eigentümlichen Veränderung der Plastizität des Erlebens zu verstehen, die als Verlust der Flexibilität des Denkens, als Verlust der logischen Denkformen, als Urteilsschwäche oder – nach *Piaget (1973)* – als Ausfall der akkomodativen Anpassung der dem Erleben zugrundeliegenden operativen Schemata an die angetroffenen Gegebenheiten zu erklären ist.

Hinsichtlich der affektiven Bedeutungsentnahme engt dies den Kranken auf die momentane subjektive Befindlichkeit in Abhängigkeit von den homöostatischen, vegetativen Bedürfnissen ein. Das zweite Achsensymptom der Demenz ist somit die Affektlabilität. Ein dem Kranken lebenslang nahestehender Mensch kann sterben, ohne daß dies den Patienten in irgendeiner Weise berührt; ein beliebiger, völlig nichtiger Anlaß kann hingegen von einem Augenblick auf den anderen zu einer hochgradigen affektiven Dekompensation mit einer heftigen gefühlsmäßigen Erschütterung führen. An diesem Beispiel ist nicht die Manifestation als solche entscheidend, sondern die – dauerhafte – Veränderung, auf die es zurückzuführen ist, daß nicht mehr das objektiv Gegebene, sondern – nur noch – das momentane subjektive Befinden im Erleben den Ausschlag gibt.

Im Rahmen der chronischen Abbauerscheinungen enthüllt die sprachliche Nivellierung recht prägnant den Zustand des Kranken. Von den Wortfindungsstörungen als spezieller Form des Gedächtnisausfalles über die Eigennamenamnesie geht der rote Faden bis zur kompletten amnestischen Aphasie und von da weiter zum aphasisch-agnostisch-apraktischen Syndrom, bei dem in unterschiedlichen Proportionen zu dem Unvermögen, bestimmte Begriffe zu bezeichnen, ein Nichtbegreifen und das Nicht-mehr-Zustandekommen zweckgerichteter Bewegungen dazutritt.

Erleidet die Sprache beim Zerfall den erwähnten subjektiven Bedeutungsverlust, so wird sie beim Abbau in objektiver Weise immer unbedeutender, nichtssagender. Hier liegt keine – als Auseinanderfallen von Bezeichnung und Bedeutung zu verstehende – semantische Dissoziation vor wie beim „Schizophasie" genannten Sprachzerfall, sondern die Schwierigkeit, Bedeutungen zu bezeichnen, was als eine semantische Redundanz angesehen werden kann. Die Sprache als Instrument sozialer Interaktion verliert auch auf diese Weise ihren kommunikativen Wert. Die eigene Bedürfnislage wird immer mehr zum primitiven Inhalt sprachlicher Äußerungen: Der Dialog wandelt sich zu einem Monolog.

In der fortschreitenden sprachlichen Primitivierung manifestiert sich eine immer stärker hervortretende Neigung, Allgemeines an die Stelle des Besonderen zu setzen, indem beispielsweise anstatt „Tanne" Baum, anstatt „Streichholz" Ding zum Feuermachen gesagt wird. Der demente Patient identifiziert nicht mehr den Gegenstand als solchen, sondern nur noch dessen momentan subjektive Bezüge. Die nachlassenden Abstraktionsleistungen bedingen, daß ein konkretes Anwendungsbeispiel an die Stelle des abstrakten Begriffes gesetzt wird. Der Kranke, der sagen soll, wie man den Sohn des Bruders bezeichnet, antwortet beispielsweise: Peter oder Willi, oder er versteift sich darauf, daß er keinen Bruder habe. Er kann sich vom konkreten Inhalt des zufälligen Beispiels nicht loslösen. Dies ist ein anderer Aspekt jener egozentrischen Welteinengung des Dementen, die bei der presbyogenen Logorrhö unter anderem auch daran zu bemerken ist, daß der eventuelle Gesprächspartner überhaupt nicht mehr zu Wort kommt; er existiert in dem egozentrisch erstarrten Erleben des Kranken nicht mehr; dieses enthält schließlich nur noch gegenstandslose Befindlichkeit.

Eine 67jährige Patientin kannte am 2. Untersuchungstag den Untersucher, den sie am Tag zuvor fälschlicherweise als alten Bekannten begrüßt hatte, nicht wieder. In ihrem Schlafzimmer hatte sie einen dreiteiligen Spiegel, in dem sie ihr eigenes Spiegelbild und das ihrer Wohnung in eigenartiger Weise verkannte. Sie glaubte, ihr Schlafzimmer erstrecke sich hinter der – als solcher richtig erkannten – Spiegeloberfläche weiter. Ihr eigenes Spiegelbild, das sich in den Seitenspiegeln wiederholte, deutete sie als den Besuch fremder Personen. Bald schimpfte sie mit ihren Besuchern, bald deckte sie für diese den Kaffeetisch. Dann versuchte sie, ihre Gäste von der Polizei auf die Straße setzen zu lassen, weil sie von den Idioten keine Antwort erhalte. Zuerst seien es ein Mann und eine Frau gewesen, die alle ihre Bewegungen nachgeäfft hätten. Die beiden hätten sich ins Bett gelegt und hätten immer zu ihr herübergeguckt. Die Frau sei – wie sie selbst – grauhaarig gewesen. Den Mann habe sie nur in Unrissen gesehen. Sie habe ihn auch gar nicht sehen wollen. Sie habe ja reingeguckt durch den Spiegel, die aber hätten getan, was sie gewollt hätten. Nachher sei noch eine gekommen, die sei vom Zirkus gewesen, sei ein ganz schickes Mädel gewesen. Die habe überhaupt nicht mehr fortgewollt. Denen habe sie aber die Meinung gesagt. Die Wohnung sei teuer, die sollten wenigstens Miete zahlen. Die hätten kein Wort geantwortet. Dann seien sie auf einmal wie weggeblasen gewesen. Bei der Befragung zur Lebensgeschichte ergaben sich große Gedächtnislücken, die von der Patientin mit Konfabulationen ausgefüllt wurden. Man konnte ihr dies vorhalten, ohne daß dies ihre momentane gute Laune beeinträchtigte. Anstatt darüber besorgt zu sein, daß sie ihr Geburtsdatum nicht mehr wußte, lachte sie belustigt. Bei anderer Gelegenheit reagierte sie gereizt und schimpfte ähnlich, wie sie dies mit ihren „Besuchern" getan hatte.

Zur Affektlabilität und zur Gedächtnisstörung treten als psychopathologische Besonderheit bei diesem gelegentlich als „Presbyophrenie" bezeichneten Krankheitsbild Konfabulationen hinzu, die Veranlassung geben, kurz auf das Verhältnis von Abbau und Wahn einzugehen. Legt man die Definition des Wahns von *Jaspers (1965)* zugrunde, so ist bei diesen Konfabulationen als Charakteristikum des Wahns erstens eine unvergleichliche subjektive Gewißheit gegeben; zweitens besteht eine absolute Unbeeinflußbarkeit durch Erfahrungen und zwingende Schlüsse; drittens handelt es sich um „unmögliche" Inhalte. Schließlich ist auch davon auszugehen, daß der Untersucher hier unzweifelhaft auf jenes radikal fremde Erleben stößt, das sich nicht weiter reduzieren läßt und somit letztlich unverständlich bleibt. Obgleich die Definition Punkt für Punkt erfüllt ist, werden diese „Trugerinnerungen" nicht als Wahn betrachtet, weil hier die Gedächtnisstörung als – beim Wahn nicht erfüllte – Voraussetzung in den Vordergrund gestellt wird. Am Beispiel des sog. senilen Dermatozoenwahns zeigt sich aber, daß diese psychopathologische Unterscheidung in ihrer Bezugnahme auf das Gedächtnis nicht befriedigt.

Eine siebzigjährige demente Patientin berichtete folgendes: Vor drei Wochen – nachts um drei Uhr – sei plötzlich ein ganzer Schwarm Läuse in ihrem Bett angerückt. Die Tierchen hätten sich in ihr Fleisch gefressen, hätten Löcher in den Bauch gebissen, in die sie Eier gelegt hätten. Sie habe mit ihren eigenen Augen die Tierchen beobachtet. Die Läuse seien herumgelaufen, hätten am Geschlechtsteil gekrabbelt, hätten sich auf ihrem Kopf breitgemacht, so daß sie sich schließlich die Haare abgeschnitten habe. Das alles komme von den Mietern, die Frau schüttele die Teppiche aus, bloß um sie zu ärgern.

Offensichtlich spielen die tatsächlich vorhandenen Gedächtnisstörungen für die Entstehung und Ausgestaltung des Wahns nur eine untergeordnete Rolle. Während die besondere Ausgestaltung mit althergebrachten Neigungen – in den Spiegel zu schauen, mit Nachbarn zu streiten, besonders auf Sauberkeit zu achten – zusammenhängen mag, ist der wesentliche formale Unterschied zwischen zerfalls- und abbaubedingtem Wahn darin zu sehen, daß der Widerspruch im Erleben der Kranken, was diesem beim Zerfall die Einheitlichkeit und Geschlossenheit nimmt, beim Abbau nicht zwischen einzelnen Teilen des Systems besteht. Er besteht darin, daß das System als Ganzes geschlossen die Realität verfehlt. Der Standpunktlosigkeit des Schizophrenen ist die Standpunkterstarrung des abgebauten Patienten entgegengesetzt. So, wie die abbaubedingte Erstarrung nicht die Angst verursacht, die mit der Wahrnehmung der zerfallsbedingten Ich-Auflösung verbunden ist, so muten die abbaubedingten Veränderungen der Persönlichkeit alles in allem weniger skandalös als der Zerfall an, obgleich es sich um den gleichen Strukturverlust handelt — nur von einem anderen Ansatzpunkt her.

Wir haben beim Persönlichkeitszerfall die Falsifizierbarkeit der Verantwortlichkeitshypothese dadurch illustriert, daß wir die Veränderung der Subjekt-Objekt-Struktur des schizophrenen Erlebens mit den Verhältnissen beim kleinen Kind verglichen haben. So wie das Subjekt des schizophrenen Erlebens demjenigen des kleinen Kindes vergleichbar immanent vorbewußt ist, so ist das Objekt des dementen Erlebens, insofern den kindlichen Erlebensgegenständen zu vergleichen, als sich darin die Bedürfnisse des Erlebenden auf Kosten der gegenständlichen Tendenzen spiegeln. In dieser egozentrischen Erstarrung kommt die Welt wieder mit dem Ich zur Deckung, so daß die bei einem „freien" Wollen vorauszusetzende Distanz zwischen dem Subjekt und Objekt des Wollens entfällt. Da der Kranke an seinem Zustand nichts ändern kann, ist Verantwortungsfähigkeit formal ausgeschlossen.

Der Vorteil der formalen Methode der Verantwortlichkeitsbeurteilung, die hier nur skizziert werden sollte, besteht hauptsächlich darin, daß sie den Sachverständigen von der prinzipiellen Vieldeutigkeit inhaltspsychologischer Deutungen unabhängig macht. Ihm wird damit ein Maßstab in die Hand gegeben, den er ohne Schwierigkeiten an die Vielfalt der zur Beurteilung kommenden Fälle anlegen kann und der ihn von der üblichen methodischen Unsicherheit seiner Tätigkeit befreit. In einer Zeit, in der die Psychiatrie im allgemeinen und die Gerichtspsychiatrie im besonderen angefeindet werden und ihnen gegenüber nicht nur ideologisch begründete Bedenken geltend gemacht werden, ist dies kein geringer Vorteil. Dem Juristen erlaubt es dieser Maßstab, auch ohne psychiatrische Fachkenntnisse, die Beurteilung des Sachverständigen nachzuvollziehen.

Nachwort

Die Ordnung unseres gesamten sozialen Lebens gründet sich auf die Voraussetzung, daß der erwachsene geistesgesunde Mensch für das, was er tut und läßt, haften und einstehen muß, also „verantwortlich" zu machen ist. Diese Voraussetzung ist nur vertretbar, wenn der Mensch die Fähigkeit besitzt, sich unter sinnvoller Orientierung im sozialen Raum eigenständig für sein Tun und Lassen zu entscheiden. Wir nennen diese Fähigkeit „Verantwortungsfähigkeit". Sie wird im Strafrecht mit dem Begriff der „Schuldfähigkeit" versehen.

Jedem ist einsichtig, daß dem geistig noch nicht entwickelten Kind, dem hochgradig Schwachsinnigen und dem Geisteskranken, der die Beziehung zur Sinnordnung unserer Welt verloren hat, die kognitiven und voluntativen Voraussetzungen der vorstehend definierten Verantwortungsfähigkeit fehlen. Deshalb hat man in allen Rechtskulturen seit jeher Kinder, Geistesschwache und Geisteskranke von der Haftung für ihr Tun und Lassen freigestellt, sie im Strafrecht als „schuldunfähig" und im Zivilrecht als „geschäftsunfähig" erklärt. Die Freistellung von der Haftung ist unvermeidbar mit dem Verlust derjenigen Rechte verbunden, die ansonsten der aktiv handelnde Mensch als „Subjekt" der Rechtsgemeinschaft beanspruchen kann. Die Rechte des Verantwortungsunfähigen reduzieren sich weitgehend auf den passiven Empfang von schützender und helfender Zuwendung als „Objekt" der Rechtsgemeinschaft.

Die Feststellung von Verantwortungsunfähigkeit bringt also aus rechtlicher Sicht einen Eingriff, der die Stellung des Individuums als Mitglied der sozialen Gemeinschaft entscheidend verändert. Um diese schwerwiegende Entscheidung auf den festen Boden einer wissenschaftlich begründbaren Aussage stellen zu können, hat sich das Recht an die Psychiatrie gewandt. Rechtsgeschichtlich gesehen hat sich die forensische Psychiatrie mit der Wahrnehmung der Aufgabe entwickelt, im konkreten Fall des Rechtsverfahrens zwischen der Verantwortungsfähigkeit des Geistesgesunden und der Verantwortungsunfähigkeit des Geistesschwachen oder Geisteskranken zu unterscheiden. Bis heute ist diese Aufgabe ein zentrales Problem der forensischen Psychiatrie geblieben.

Speziell im Strafrecht wird die Frage der Verantwortungsfähigkeit heute oft mit anderen forensischen Fragen vermengt. Die Fortentwicklung des Strafrechts, welche neben der tatbezogenen Vergeltungsstrafe und der Generalprävention in zunehmendem Maße den Strafzweck der Spezialprävention und Maßregeln zur Erziehung und Resozialisierung des Täters ins Auge faßte, hat der forensischen Psychiatrie zusätzliche und neue diagnostische, prognostische und therapeutische Aufgaben gebracht. Dieses zusätzliche und neue Aufgabengebiet der forensischen Psychiatrie darf mit den Problemen der Beurteilung der Verantwortungsfähigkeit nicht verwechselt werden, was in der forensischen Alltagspraxis leider immer wieder geschieht. Zur Klarstellung der Zielsetzung dieses Buches sei betont, daß die vorstehend erwähnten prognostischen und therapeutischen Aufgaben der forensischen Psychiatrie nicht behandelt werden und es hier ausschließlich um die Beurteilung der Verantwortungsfähigkeit geht.

Wie kann nun psychiatrisches Wissen zur Festellung von Verantwortungsunfähigkeit eingesetzt werden? Die Fragen, die das Recht an die Psychiatrie gestellt und die Antworten, die die Psychiatrie dem Recht gegeben hat, waren stets dem Wandel der kulturgeschichtlichen Entwicklung unterworfen und auch vom jeweiligen Stand der naturwissenschaftlichen Erkenntnis abhängig. Der Unterzeichner kann aus diesem weiten Thema an dieser Stelle nur wenig herausgreifen, um die Gegenwartssituation der forensischen Psychiatrie darzustellen.

Die große Wende vom 19. zum 20. Jahrhundert läßt sich ganz grob dadurch kennzeichnen, daß in der forensischen Psychiatrie theologisch-philosophisch begründete Wertvorstellungen und psychologische Mythologie von einem naturwissenschaftlichen Denken abgelöst wurden, welches im Ansatz vielversprechend war, aber in der Praxis vielfach in einem simplifizierenden Biologismus mündete. Den seelischen Störungen wurde jedenfalls nur dann Relevanz für die Verantwortungsfähigkeit zuerkannt, wenn körperliche Krankheit als Ursache nachweisbar war oder zwingend vermutet werden konnte. Wenn nunmehr die Besessenheit und Verrücktheit nicht mehr als ein Teufelswerk, sondern als Folge körperlicher Krankheitsprozesse betrachtet wurden, so wurde aber doch nicht die Vorstellung aufgegeben, daß ein freier Geist im Kampf mit der Krankheit oder Schwäche des Körpers, in dem er gleichsam „wohnt", unterlag. Der alte Kampf zwischen den guten und bösen Anteilen des Geistes wurde nun in einem dualistischen Konzept zum Kampf des Geistes mit dem Körper umgedacht. Ja, in naiv quantifizierenden Kalkulationen wurden sogar Überlegungen darüber angestellt, ob der freie Geist bei genügender Anstrengung die Schwäche oder Krankheit seines Körpers nicht doch noch hätte ganz oder wenigstens teilweise überwinden können. In einem scheinbar naturwissenschaftlichen Gewande breitete sich so eine neue Art von Mythologie aus. Sie ist auch in der Gegenwart noch keineswegs vollständig überwunden und die ihr zugrundeliegenden Vorstellungen tauchen in der forensischen Praxis immer wieder auf.

Der nächste Schritt in der Weiterentwicklung der forensichen Psychiatrie, der die Relevanz für die Verantwortungsfähigkeit in der Art und dem Ausmaß der seelischen Störung selbst suchen und den körperlichen Befund nur als Indiz verwenden wollte, wies zunächst auf den richtigen Weg. In dem Bestreben, dem Recht perfekte Verantwortlichkeitsbeurteilungen zu liefern, verirrten sich Psychiater und Psychologen aber wiederum in das alte dualistische Denkschema, das die Beeinträchtigung der Freiheit des Geistes aus dem Wettstreit widerstrebender Kräfte errechnen will. Insbesondere muß die tiefenpsychologische Modellvorstellung mit den Instanzen des Es, des Ich und des Über-Ich dazu herhalten, in einer scheinbar rationalen Kalkulation hypothetischer dynamischer Kräfte, Einschränkungen oder eine Aufhebung der Verantwortungsfähigkeit mit scheinwissenschaftlichen Argumenten zu begründen. Der innere Kampf des Geistes zwischen Gut und Böse der alten forensischen Psychiatrie, der in der neueren forensischen Psychiatrie durch den Kampf zwischen Geist und Körper ersetzt wurde, ist nunmehr zum Kampf zwischen seelischen „Instanzen" geworden. Die scheinbare Neutralisierung des Bösen als Es und des Guten als Über-Ich in einem wertfreien Konzept determinierender Kräfte täuscht wissenschaftliche Rationalität vor, wo tatsächlich – so wie eh und je – nur nach Gutdünken entschieden wird. Dies ist eine neue psychologisch-psychiatrische Mythologie, die in der forensischen Praxis der Gegenwart eine bedeutende Rolle spielt.

Nachdem die Beurteilung der Verantwortungsfähigkeit durch psychologisch-psychiatrische Sachverständige in der Rechtspraxis einen immer größer werdenden Raum einnimmt, werden Rechtsgleichheit und Rechtssicherheit durch die Ausbreitung der neuen Mythologie in steigendem Maße gefährdet. Viele Sachverständige versuchen ihre persönlichen Werturteile und Meinungen als angeblich fachwissenschaftliche Erkenntnis in das Rechtsverfahren einzubringen und so die Rechtsentscheidung an sich zu reißen. Der Richter vermag mangels eigener psychologisch-psychiatrischer Fachkenntnis dem angeblich wissenschaftlich begründeten Anspruch des einen Sachverständigen nichts anderes entgegenzusetzen als die Meinung von anderen Sachverständigen und so entarten manche großen Prozesse zu „Gutachterschlachten". Durch die in den Massenmedien vielfach mit hoher affektiver Beteiligung und sehr wenig Sachkenntnis geführte Begleitdiskussion dieser Prozesse wird die im Recht um sich greifende Verunsicherung noch gesteigert.

Seit vielen Jahren ist es deshalb das Anliegen des Unterzeichners, in der forensischen Psychiatrie eine klare Trennung zwischen Wissen und Werten durchzuführen und die Kompetenz des Sachverständigen auf wirklich wissenschaftlich begründbare Aussagen zu beschränken. Wir kommen damit auf unsere Ausgangsfrage zurück: Wie kann der psychologisch-psychiatrische Sachverständige heute mit seinem Fachwissen zur Beurteilung der Verantwortungsfähigkeit beitragen?

Die seit alters her umstrittene Frage, ob es die im Recht unterstellte menschliche „Willensfreiheit" überhaupt gibt oder nicht, wird vom Sachverständigen nicht berührt. Der Jurist kann jedenfalls in einem auf Freiheit und Verantwortung aufgebauten Rechtssystem auf diese Unterstellung nicht verzichten. Einerlei ob es diese Willensfreiheit tatsächlich gibt oder nicht: es steht jedenfalls fest, daß beim Individuum bestimmte menschliche Fähigkeiten entwickelt sein müssen, um jene Willensfreiheit unterstellen zu können. Eingangs haben wir diese Eigenschaft des erwachsenen, geistig normalen Menschen als die Fähigkeit umschrieben, sich unter sinnvoller Orientierung im sozialen Raum eigenständig zu entscheiden. Die sinnvolle Orientierung erfordert ein Mindestmaß an Realitätserkenntnis, zu der dem kleinen Kind, dem hochgradig Schwachsinnigen und dem dementen Greis die intellektuellen Voraussetzungen fehlen. Der Geisteskranke, der durch Wahn, Sinnestäuschung und andere psychopathologische Störungen außerhalb der Sinnordnung unserer Welt steht, hat die Realitätserkenntnis verloren. Sind derartige psychopathologische Störungen nachgewiesen, dann ist im konkreten Einzelfall mit dem Fehlen der Voraussetzungen von Willensfreiheit auch die Möglichkeit der Unterstellung von Willensfreiheit falsifiziert. Auf diese Weise kann die im Recht generell unterstellte Verantwortungsfähigkeit vom Sachverständigen in einem konkreten Einzelfall wissenschaftlich begründet ausgeschlossen werden. Wie aber soll diese wissenschaftliche Aussagemöglichkeit näher abgegrenzt werden?

Luthe hat zunächst in einem großen umfassenden Entwurf den gegenwärtigen Erkenntnisstand der Psychopathologie und ihre wissenschaftlichen Aussagemöglichkeiten dargelegt. Dieser Entwurf dient nicht nur seinem forensischen Anliegen, sondern ist darüber hinaus ein eigenständiger Beitrag zur wissenschaftlichen Psychiatrie, der sich auf profunde theoretische Kenntnisse und vieljährige praktische Erfahrungen in der Psychopathologie stützen kann.

Zu den forensisch entscheidenden Gesichtspunkten gehört in der Psychopathologie die Trennung der überindividuellen, formalen Gesetzlichkeiten psychischer Störungen von den jeweiligen individuellen Inhalten dieser Störungen. Allgemein verbindliche wissenschaftliche Aussagen können nur auf den Nachweis der formalen Gesetzlichkeiten der Psychopathologie gestützt werden, während die individuellen Inhalte der psychischen Störungen lediglich das Mittel sind, zu diesen formalen psychopathologischen Kriterien der Verantwortungsunfähigkeit vorzudringen. Nur der Nachweis dieser formalen Kriterien kann den wissenschaftlichen Ausschluß der Verantwortungsfähigkeit begründen.

Fehlen die genannten formalen psychopathologischen Kriterien, dann ist nach den Prinzipien des Rechts das Vorhandensein von Verantwortungsfähigkeit grundsätzlich zu unterstellen. Die dann noch zu beantwortende Frage, ob die grundsätzlich vorhandene Verantwortungsfähigkeit unbeeinträchtigt, unerheblich gemindert oder aber „erheblich vermindert" ist, fällt als Wertungsfrage in die Kompetenz rechtlich-normativer Betrachtungen.

Beispielsweise läßt sich im Strafrecht durch wissenschaftliche psychiatrische Untersuchung die Schuldfähigkeit durch den Nachweis ausschließen, daß die Voraussetzungen der Verantwortungsfähigkeit fehlen. Ein derartig begründeter Schuldfähigkeitsausschluß gilt generell, die Prüfung inhaltlicher Handlungsdeterminationen entfällt, es genügt die formal-kausale Feststellung des Zusammenhangs zwischen Täter und Tat. Für den Richter bleibt nur noch die Frage, ob eine Gefährlichkeit des Täters Maßregeln der Besserung oder Sicherung erforderlich macht.

Von der „feststellenden" Exkulpation des Sachverständigen, die „nachweist", daß die *Fähigkeit zur Schuld* auszuschließen ist, ist die „wertende" In-, De- und Exkulpation des Juristen zu unterscheiden, mit der das *Maß der Schuld* „zu- oder aberkannt" wird. Diese wertende Schuldbeurteilung im Strafrecht ergibt sich stets aus der Bezugnahme zu einem bestimmten Handlungsinhalt, dessen Determination durch den Täter und seine Situation analysiert wird. Hier kommen die individuellen Inhalte oder Motive des menschlichen Verhaltens zum Tragen, die der Sachverständige darlegen kann, aber allein der Jurist zu bewerten hat.

Liegt im Strafrecht der Schwerpunkt von schuldmindernden Gesichtspunkten bei der Persönlichkeit des Täters und weniger bei den situativen Bedingungen, dann wird die auf die Tat bezogene verminderte Schuld in einer Generalisierung als „verminderte Schuldfähigkeit" deklariert. In Ausnahmefällen kann diese Schuldminderung so erheblich erscheinen, daß die Zuerkennung einer Exkulpation vertretbar erscheint. Es handelt sich dabei aber stets um grundsätzlich schuldfähige Täter, denn über mehr oder weniger relevante Verminderungen der Schuld kann man nur befinden, wenn die Fähigkeit der Schuld vorausgesetzt werden kann.

Der Sachverständige kann zu diesen Entscheidungen des Strafrechts lediglich mittelbar beitragen, indem er die geistigen Mängel und Schwächen eines Täters mit seinen sozialen Bezügen dem Juristen einsichtig macht. Ob und inwieweit aufgrund der ermittelten psychologischen Tatsachen dem Täter ein Anders-handeln-Können zugemutet werden soll, bleibt der juristischen Wertung vorbehalten. Der Jurist kann sich bei dieser Zumutbarkeit auf die Betrachtung der zur Diskussion stehenden Tat beschränken oder auch das sonstige Sozialverhalten des Täters als eine allgemeine Schuldfähigkeit einbeziehen.

Vorstehend wurde am Beispiel des Strafrechts darauf hingewiesen, wie psychiatrisches Wissen und juristisches Werten zu trennen sind. Auf dieser Grundlage kann der psychologisch-psychiatrische Sachverständige klar und sicher arbeiten, auch in anderen Rechtszweigen. Er braucht diese Klarheit und Sicherheit, um bei der Gewährleistung von Rechtsgleichheit und Rechtssicherheit mit guten Gründen und gutem Gewissen mitarbeiten zu können.

Luthes Konzeption ist nicht etwa nur ein am Schreibtisch ausgedachtes „Modell" von der Art, wie sie in intellektuell-dilettantischen Gedankenspielereien in der Gegenwart sehr beliebt sind. *Luthe* und der Unterzeichner praktizieren dieses Konzept seit Jahren als forensische Sachverständige in der Alltagsarbeit und glauben, damit einerseits zu einer wissenschaftlich fundierten Rechtsanwendung beizutragen und andererseits der Verunsicherung des Rechts durch pseudowissenschaftliche Ansprüche entgegenzutreten.

Das Buch von *Luthe* ist nicht leicht zu verstehen und stellt hohe Ansprüche an die geistige Mitarbeit des Lesers. Es wird deshalb vorzugsweise von mit der Problematik befaßten psychologisch-psychiatrischen Sachverständigen und Juristen gelesen werden. Über das forensische Thema hinaus hat das Buch aber auch ein wissenschaftliches Interesse für die allgemeine Psychiatrie. Nach Auffassung des Unterzeichners kann das Buch für die zukünftige Entwicklung des Rechts, soweit in diesem die Verantwortungsfähigkeit ein zentrales Thema darstellt, von grundlegender Bedeutung sein.

H. Witter

Literaturverzeichnis

Bash K W (1955) Lehrbuch der allgemeinen Psychopathologie. Thieme, Stuttgart

Bertalanffy L v (1972) Vorläufer und Begründer der Systemtheorie. In: Systemtheorie. Colloquium Verlag, Berlin

Bockelmann P (1980) Bemerkungen über das Verhältnis des Strafrechts zur Moral und zur Psychologie. In: Jäger H (Hrsg) Kriminologie im Strafprozeß. Suhrkamp, Frankfurt, S 13

Bodenheimer A R (1977) Das Symbol als Blickfang. Eine Deutung des Symbols und ein Therapievorschlag für den Exhibitionismus. Psychother Med Psychol 27: 125–135

Bonhoeffer K (1912) Die Psychosen im Gefolge von akuten Infektionen, Allgemeinerkrankungen und inneren Erkrankungen. In: Aschaffenburg G (Hrsg) Handbuch der Psychiatrie. Deuticke, Leipzig Wien

Bower T G R (1977) Le développement de l'enfant: disparition et résurgence des aptitudes. Pour la Science 1: 93

Bowlby J (1975) Bindung. Studienausgabe. Kindler, München, S 29

Chomsky N (1973) Über Erkenntnis und Freiheit. Suhrkamp, Frankfurt, S 28

Conrad K (1950) Nervenarzt 21: 63

Conrad K (1958) Die beginnende Schizophrenie. Thieme, Stuttgart

Conrad K (1960) Die symptomatischen Psychosen. In: Gruhle H W, Jung R, Mayer-Gross W, Müller M (Hrsg) Psychiatrie der Gegenwart. Springer, Berlin Göttingen Heidelberg

Conrad K (1963) Gestaltsanalyse und Daseinsanalytik. In: Straus E, Zutt J (Hrsg) Wahnwelten. Akadem Verlagsges, Frankfurt

Dreher E (1977) Strafgesetzbuch und Nebengesetze, 37. Aufl. Beck, München, S 94

Editorial (1969) XYY-Männer doch nicht aggressiv? Dtsch Ärztebl

Ehrhardt H (1971) Psychiatrie. In: Sieverts R, Schneider H J (Hrsg) Handwörterbuch der Kriminologie, 2. Aufl, 2. Bd. De Gruyter, Berlin New York

Ey H (1963) La conscience. PUF, Paris, p 78

Ey H (1969) Psychiatry and philosophy. Springer, Berlin Heidelberg New York, p 121

Ey H (1975) La psychose et les psychotiques. Evol Psychiatr 40: 101

Ey H (1975) Des idées de Jackson à un modèle organo-dynamique en psychiatrie. Privat, Toulouse, p 221

Foucault M (1961) Histoire de la folie. Plon, Paris

Freud S (1969) Vorlesungen zur Einführung in die Psychoanalyse. Stud Ausg, Bd I. Fischer, Frankfurt, S 121

Freud S (1975) Psychologie des Unbewußten. Stud Ausg, Bd II. Fischer, Frankfurt, S 82

Grasnick W (1977) Rationalität oder Irrationalität der Strafzumessung. In: Pönometrie. Verlag Institut für Konfliktforschung, Köln

Hecker E (1871) Die Hebephrenie. Arch Pathol 52: 394

Janzarik W (1972) Forschungsrichtungen und Lehrmeinungen in der Psychiatrie: Geschichte, Gegenwart, forensische Bedeutung. In: Göppinger W, Witter H (Hrsg) Die rechtlichen Grundlagen. Springer, Berlin Heidelberg New York (Handbuch der forensischen Psychiatrie, Bd I, S 650)

Jaspers K (1965) Allgemeine Psychopathologie, 8. Aufl. Springer, Berlin Heidelberg New York, S 50, 121, 297

Jaspers K (1971) Psychologie der Weltanschauungen, 6. Aufl. Springer, Berlin Heidelberg New York, S 287

Kaplan M A (1972) Über systemorientiertes Forschen. In: Systemtheorie. Colloquium Verlag, Berlin

Kargl W (1975) Krankheit, Charakter und Schuld. Neue Jur Wochenschr 28: 558

Kimura B (1963) Zur Phänomenologie der Depersonalisation. Nervenarzt 34: 391

Krauss D (1980) Der psychologische Gehalt subjektiver Elemente im Strafrecht. In: Jäger H (Hrsg) Kriminologie im Strafprozeß. Suhrkamp, Frankfurt, S 110

Kretschmer E (1963) Medizinische Psychologie, 12. Aufl. Thieme, Stuttgart, S 122

Kretschmer W (1972) Reifung als Grund von Krise und Psychose. Thieme, Stuttgart

Langelüddeke A, Bresser P (1976) Gerichtliche Psychiatrie, 4. Aufl. De Gruyter, Berlin New York

Lempp R (1977) Jugendliche Mörder. Huber, Bern Stuttgart Wien

Lenckner G-A (1871) Ideen zur Psychologie der Gesellschaft. Gerold, Wien

Lenckner T (1972) Strafe, Schuld und Schuldfähigkeit. In: Göppinger H, Witter H (Hrsg) Die rechtlichen Grundlagen. Springer, Berlin Heidelberg New York (Handbuch der forensischen Psychiatrie, Bd I)

Levi-Strauss C (1978) Strukturale Anthropologie, Bd I. Suhrkamp, Frankfurt, S 69

Leyking B (1980) Der XYY-Mann. Chromosomale Variante oder klinisches Syndrom. Inaug Dissertation, Universität des Saarlandes, Homburg

Mayer-Gross W, Slater E, Roth M (1970) Clinical psychiatry. Bailliere, Tindall & Cassel, London

Menninger K (1970) Strafe – ein Verbrechen. Piper, München

Meyer J E (1980) Der Gutachter im Strafprozeß. Vortrag Tragung der Ev Akademie von Kurhessen-Waldeck (20.–22.6.1980)

Moreau de Tours (1845) Du Haschisch et de l'Aliénation mentale. Fortin-Masson, Paris

Mussen P H, Conger J J, Kagan J (1976) Lehrbuch der Kinderpsychologie. Klett, Stuttgart

Piaget J (1972) Sagesse et illusions de la philosophie. PUF, Paris

Piaget J (1973) Der Strukturalismus. Walter, Olten, Freiburg, S 134

Pigassou R (1967) L'intégration visuelle. Acta Neurol Belg 67: 198

Popper K R (1975) Die offene Gesellschaft und ihre Feinde, Bd 2 (4A). Francke, München, S 264

Pribram K H (1963) Reinforcement revisited: A structural view. In: Jones M (Ed) Nebraska Symposium on motivation. University of Nebraska Press, Lincoln, p 113

Roazen P (1979) Freud and his followers. Penguin, Harmondsworth

Sachsse H (1967) Naturerkenntnis und Wirklichkeit. Vieweg, Braunschweig, S 211

Sander F (1958) Das Menschenbild in der neueren Psychologie. In: Wellek A (Hrsg) Bericht über den 21. Kongreß der Deutschen Gesellschaft für Psychologie in Bonn vom 23. bis 27.9.1957. Hogrefe, Göttingen

Scheler M (1966) Der Formalismus in der Ethik und die materielle Wertethik. Ges Werke, Bd 2, 5. Aufl. Francke, Bern

Schneider K (1961) Die Beurteilung der Zurechnungsfähigkeit, 4. Aufl. Thieme, Stuttgart

Sherrington C (1964) Körper und Geist. Der Mensch über seine Natur. Schünemann, Bremen, S 222

Sperber M (1971) Alfred Adler oder das Elend der Psychologie. Fischer, Frankfurt

Tynjanow J, Jakobson R (1966) Probleme der Literatur- und Sprachforschung. In: Enzensberger H M (Hrsg) Kursbuch, Bd 5. Suhrkamp, Frankfurt, S 75

Walther-Büel H (1949) Die Dibenaminpsychose. Monatsschr Psychiatr Neurol 118: 129

Watzlawick P, Beavin J H, Jackson D (1974) Menschliche Kommunikation, 4. Aufl. Huber, Bern Stuttgart Wien, S 48

Wellek A (1966) Die Polarität im Aufbau des Charakters. System der konkreten Charakterkunde, 3. Aufl. Francke, Bern München, S 63

Witter H (1967) Die Traumforschung und ihre Bedeutung für die Psychopathologie. Fortschr Neurol Psychiatr 35: 293

Witter H (1970) Grundriß der gerichtlichen Psychologie und Psychiatrie. Springer, Berlin Heidelberg New York

Witter H (1975) Zum „kritischen Dialog zwischen Strafrecht und Kriminalpsychiatrie". Neue Jur Wochenschr 28: 563

Witter H, Luthe R (1966) Strafrechtliche Verantwortung beim erweiterten Suicid. Monatsschr Krim Straf Ref 49: 97

Wittgenstein L (1964) Tractatus logico-philosophicus. Logisch-philosophische Abhandlung. Suhrkamp, Frankfurt, S 90

Namenverzeichnis

Sachverzeichnis

K. Lorenz
Vergleichende Verhaltens-
forschung

Grundlagen der Ethologie
1978. 1 Portträt, 32 Abbildungen.
XIV, 307 Seiten
Gebunden DM 39,–
ISBN 3-211-81500-7

A. Manning
Verhaltensforschung

Eine Einführung
Übersetzt aus dem Englischen von G. Ehret,
I. Ehret
1979. 97 Abbildungen, 5 Tabellen.
XIII, 320 Seiten
DM 42,–
ISBN 3-540-09643-4

R. E. Mayer
Denken und Problemlösen

Eine Einführung in menschliches Denken
und Lernen
Übersetzt aus dem Englischen von E. M. Pinto
1979. 65 Abbildungen. XI, 256 Seiten
(Heidelberger Taschenbücher, Band 199)
DM 32,–
ISBN 3-540-09325-7

B. Müller
Gerichtliche Medizin

1975. 2., neubearbeitete und erweiterte
Auflage. 369 Abbildungen. XXVI, XIII,
1331 Seiten. (In 2 Bänden, die nur zusammen
abgegeben werden)
Gebunden DM 648,–
ISBN 3-540-07009-5

J. B. Rotter, D. J. Hochreich
Persönlichkeit

Theorien, Messung, Forschung
Übersetzt aus dem Englischen von
P. Baumann-Frankenberger
1979. 4 Abbildungen, 3 Tabellen. X, 206 Seiten
(Heidelberger Taschenbücher, Band 202)
DM 26,–
ISBN 3-540-09469-5

Monographien aus dem Gesamtgebiete der Psychiatrie/ Psychiatry Series

1. Band: K. Hartmann:
**Theoretische und empirische Beiträge
zur Verwahrlosungsforschung**
2., neubearbeitete und erweiterte Auflage.
1977. 16 Abbildungen, 34 Tabellen.
XII, 180 Seiten
Gebunden DM 48,–
ISBN 3-540-07925-4

13. Band: L. Süllwold:
Symptome schizophrener Erkrankungen
Uncharakteristische Basisstörungen
1977. 15 Tabellen. VIII, 112 Seiten
Gebunden DM 58,–
ISBN 3-540-08203-4

19. Band:
Psychiatrische Therapie-Forschung
Ethische und juristische Probleme
Herausgeber: H. Helmchen, B. Müller-
Oerlinghausen
Mit Beiträgen zahlreicher Fachwissenschaftler
1978. XII, 180 Seiten
Gebunden DM 53,–
ISBN 3-540-08732-X

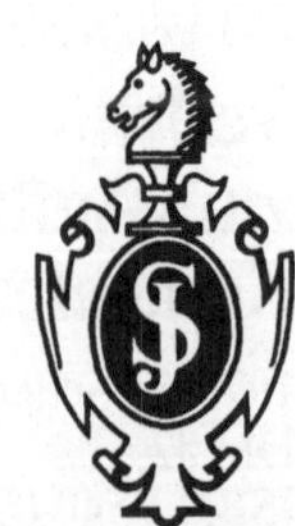

Springer-Verlag
Berlin
Heidelberg
New York